「単純であることは究極の洗練である」
Simplicity is the ultimate sophistication.

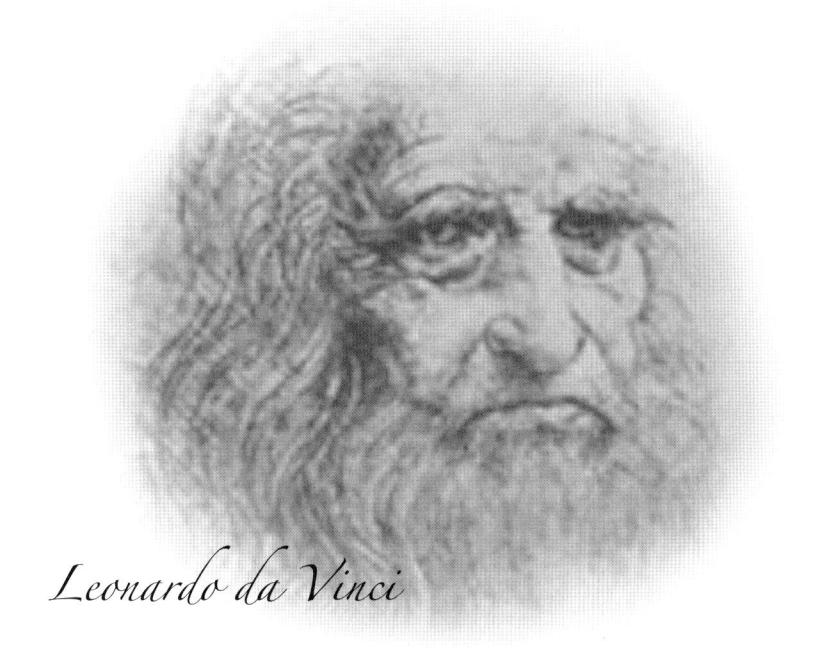

Leonardo da Vinci

ダ・ヴィンチのカルテ

Snap Diagnosisを鍛える
99症例

Simplicity is the ultimate sophistication.
Leonardo da Vinci

編著
山中克郎
佐藤泰吾

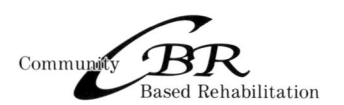

●はじめに●

医学部で教えられてきた診断法は，
　①詳細な問診，
　②全身の身体所見をとる，
　③プロブレムリストの作成，
　④鑑別診断の展開，
　⑤検査のオーダー，
　⑥鑑別診断の絞り込み
ですが，多くの臨床現場では誰もこんなことをしていません．皮膚科医は皮疹を見ただけで即座に正確な診断をつけます．鑑別診断を聞くと，「ない．だって，ジベルばら色粃糠疹に決まっているじゃないか…」と言われます．救急医は救急隊からの「パチンコ屋で意識障害」という報告を聞くだけで，「てんかん発作だな…」と診断してしまうのです．どうしてこんなことができるのでしょうか．

　その秘密は「パターン認識」です．皮膚科医は，小紅斑の中心に落屑があり皮膚のしわに沿ったクリスマスツリー様の分布→ジベルばら色粃糠疹，救急医はパチンコ屋では光と音→てんかん発作の誘発と「パターン認識」ができています．ベテラン医師（専門医）はパターン認識を多用し迅速診断しています．研修医（非専門医）はパターン認識ができないため，鑑別診断がやたら多い仮説演繹法（年齢，症状・所見により可能性の高い疾患を想起しながら鑑別診断リストを作っていく）を用います．その結果，無駄な検査が多くなり，偽陽性の検査結果に戸惑い診断がわからなくなってしまうのです．

　「よくわからんな，この病気は…」と皆で悩んでいるとき，たまたま救急室にやってきた指導医から「この病歴でこの身体所見だったら，○○○だよね」と言われ，たちどころに診断がつくことがあります．本書は若手医師のパターン認識（本書ではSnap Diagnosisと呼びます）を徹底的に鍛えることを目的としています．皆さんがワクワクするような「一発診断クイズ」をたくさん用意しました．仮説演繹法とSnap Diagnosisは相補的な関係にあり，両方ができなければ診断能力が高い医師にはなれません．すなわち，Snap Diagnosisを「不明熱」や「急性腹症」という鑑別の難しい診断に使うと，思わぬ落とし穴にはまります．しかし，Snap Diagnosisというパワフルなtoolを使えば，今まで「よくわからんな…」と目の前を通り過ぎていた患者の病名が突然わかるようになります．

　本書では次のことを訴えたいと思います．

①Snap Diagnosisを用いた診断は早い！われわれ臨床医には時間がない．もっと楽して診断ができる方法があれば利用しようじゃないか．

②「病歴」＋「所見」から直観的に診断に結びつける…そんな「アーティストのような医師」はかっこいい．EBMもいいけど…もう飽きた．われわれオジサン医師が自らの臨床経験を研修医に語り尊敬される．これぞプロフェッショナル！

③診断がつけば楽しい！「今日はこんな症状＋所見の人が来てさ～．ははぁ…この病気だなと

思って検査したらバッチリ診断できたよ」と皆に自慢できる．楽しみながら仕事をすれば，辛い仕事もあまり苦痛に感じない．

④次はどんな患者さんとの出会いがあるだろう…とワクワクしながらERで働ける．患者さんにはプロフェッショナルとして最高のものを与えることができる．

⑤パターン認識という「引き出し」をたくさん持てば，無駄な検査がなくなり患者さんも院長も喜ぶ．

　症例は実際のERさながらにat randomに提示されます．ERマガジン「Snap Diagnosisを生かせ！」（2008年）と「ひらめき診断術 キーワードを探せ 痛み編」（2009年〜2010年）で発表された症例を厳選し，佐藤泰吾先生に新たに症例を追加執筆していただきました．ダ・ヴィンチの言葉「単純であることは究極の洗練である」のように，単純な症例プレゼンテーションから大切な診断をズバリ言い当ててください．診断の難易度は次のようになっています．

レベル		
A：		「研修医の先生，みんな知っててね」
B：	★	「他の研修医にちょっと差をつけよう」
C：	★★	「後期研修医の先生！初期研修医に自慢してみて」
D：	★★★	「研修医は勉強しちゃだめ！指導医の先生どうぞ」

　美術書のように美しいこの本の出版を実現していただいたシービーアール 三輪敏社長，長沢慎吾さん，名古屋医療センター 深田絵美さんに心からお礼申し上げます．

2012年1月　藤田保健衛生大学 総合救急内科

山中　克郎

●編著者略歴●

山中 克郎（Katsuo Yamanaka）

1985 年	名古屋大学医学部卒業
1985-1987 年	名古屋掖済会病院にて研修
1987-1994 年	名古屋大学医学部大学院 免疫内科
1989-1993 年	バージニア・メイソン研究所（シアトル）研究員
1995-1998 年	名城病院 内科
1998-2000 年	国立名古屋病院 血液内科
1999-2000 年	カルフォルニア大学サンフランシスコ校 一般内科
2000-2006 年	名古屋医療センター 総合診療科
2006-2010 年	藤田保健衛生大学 一般内科/救急総合診療部
2010 年-現在	藤田保健衛生大学 総合救急内科

佐藤 泰吾（Taigo Sato）

2000 年	信州大学医学部卒業
2000-2004 年	舞鶴市民病院にて研修
2005 年-現在	諏訪中央病院 内科総合診療部

●風景写真●

小寺 郁哉（Ikuya Kodera）
岐阜県生まれ
写真家・医師
数多くの写真展を開き活躍中
コメントは小寺先生から皆さんに贈る言葉です

執筆者一覧 （五十音順）

渥美 宗久	トヨタ記念病院 腎・膠原病内科
井口 光孝	名古屋大学医学部附属病院 中央感染制御部
伊藤 圭介	藤田保健衛生大学 脳神経外科
伊藤 祐一	医療法人 有心会 熱田クリニック 内科
伊藤 裕司	諏訪中央病院 内科総合診療部
岩田 充永	名古屋掖済会病院 救命救急センター
梅澤 耕学	湘南鎌倉総合病院 救急総合診療科
太田 凡	京都府立医科大学 救急医療学
河合 真	Department of Neurology, Weill Cornell Medical College／The Methodist Hospital
北 啓一朗	富山大学附属病院 総合診療部
佐藤 泰吾	諏訪中央病院 内科総合診療部
島田 郁美	長崎大学熱帯医学研究所 臨床医学分野
志水 英明	中部ろうさい病院 腎臓内科
鈴木 純	静岡がんセンター 感染症内科
坪井 重樹	名古屋掖済会病院 救命救急センター
野口 善令	名古屋第二赤十字病院 総合内科・救急部
長谷川 正幸	名古屋掖済会病院 小児科
藤田 芳郎	中部ろうさい病院 リウマチ・膠原病科
前田 佳哉輔	名古屋大学大学院医学系研究科 腎臓内科学
丸井 伸行	中部ろうさい病院 一般内科・救急部
山中 克郎	藤田保健衛生大学 総合救急内科
山本 真嗣	湘南鎌倉総合病院 救急総合診療科
横江 正道	名古屋第二赤十字病院 総合内科

● CONTENTS ●

CASE		LEVEL	PAGE
01	シャワーを浴びると体が痛い・・・	★★	1
02	発熱と点状出血・・・	★★	2
03	下肢が伸ばせない・・・	★	3
04	緑色の尿・・・	★★★	7
05	毎日朝から頭痛・・・	★	8
06	歯をがちがち鳴らして震えていた・・・		9
07	アフリカから帰国後に発熱・・・		13
08	柔道で頭から落下・・・	★★	14
09	突然の右背部/右下腹部痛・・・	★	15
10	発熱が続き傾眠傾向・・・	★★	19
11	昨夜からの右内股痛・・・	★	20
12	キツネにつままれた研修医・・・	★	21
13	大きく息が吸えない・・・	★★	25
14	旅行後の後頸部痛・・・	★★	26
15	夜間の胸痛・・・	★★	27
16	瞳孔不同を呈するめまい・・・	★★	31
17	居眠りをして交通事故・・・		32
18	下痢と下血・・・	★★★	33
19	昏睡状態で発見・・・	★★★	37
20	自宅で失神・・・	★	38
21	虫垂炎の疑いと診断された・・・	★	39
22	突然，息が苦しくなった・・・	★	43
23	排尿時のプツプツ音・・・	★★★	44
24	5年前からの眼瞼発赤・・・	★★	45
25	夕食後に失神・・・	★	51
26	40℃台の発熱と紅斑・・・	★★★	52
27	抗菌薬内服後も続く発熱・・・	★	53
28	下肢関節痛，そして熱・・・	★★★	57
29	下腹部痛そして発熱・・・	★	58
30	感冒症状の増悪・・・	★	59
31	悪寒戦慄が続いている・・・	★★	63
32	歩くと左下腹部に響く・・・		64
33	深夜から心窩部痛・・・		65

34	目が腫れてきた・・・	★★★	69
35	上腕三頭筋反射が誘発・・・	★★★	70
36	症状説明を聞き前胸部に違和感・・・	★★	71
37	膝関節痛と発熱・・・	★	75
38	色素沈着を伴う下腿浮腫・・・	★	76
39	左足が壊死・・・	★	76
40	4日前から妄想あり・・・	★	77
41	頭痛,眼瞼下垂,複視・・・	★	81
42	この指は・・・		82
43	えっ,イレウスかな?・・・	★★★	82
44	右肩甲骨〜腋窩の痛み・・・	★	83
45	しびれが増悪・・・	★★★	87
46	腹痛と膝関節痛,皮疹あり・・・	★	88
47	起床時から下腹部痛・・・	★	88
48	転倒し顔面を打撲・・・	★★★	89
49	突然の激しい腹痛・・・	★★★	95
50	嘔気,嘔吐,そして徐脈・・・	★	96
51	腹痛+嘔吐で来院・・・		97
52	臍が盛り上がっている・・・	★★	97
53	熱傷後の下痢,嘔吐・・・	★★	101
54	転倒後,左腕が・・・	★	103
55	突然の胸部不快感・・・	★	107
56	唾液も飲み込めない・・・	★	108
57	陰嚢が腫れて痛い・・・	★★	109
58	来院数時間後にショック・・・	★★	113
59	発熱,発疹,咳の女児・・・		114
60	座ると息苦しい・・・	★★★	115
61	皮疹と胸痛・・・	★★★	119
62	尿路結石の痛みが続く・・・	★★	120
63	1週間前から発熱・・・	★	121
64	突然の呼吸困難・・・	★	125
65	半年前から倦怠感あり・・・		126
66	足が腫れてきた,呼吸も苦しい・・・	★	127
67	時間単位で症状は悪化・・・	★★	131
68	発熱と移動する頸部痛・・・	★	133
69	頸部後屈で痛みが増悪・・・	★★	137

70	1週間前から後頸部痛・・・	★★	138
71	頭痛が治らない・・・	★	139
72	頸部腫脹を伴う開口障害・・・	★	143
73	ベトナム旅行中の発熱・・・	★★	144
74	食べ頃のオクラだね・・・	★	145
75	深夜の左側腹部痛・・・	★	151
76	明け方，妻に暴力・・・	★★★	152
77	体が痛くて起き上がれない・・・	★	153
78	胸がドキドキする・・・		157
79	右側腹部が締め付けられるように痛い・・・	★★	158
80	仕事中にガーンと頭痛・・・		158
81	ぐったりした男児・・・	★	163
82	初診外来で意識消失・・・	★	164
83	抜歯後の意識障害・・・	★★	169
84	酔っぱらって同僚が倒れた・・・	★★	170
85	訪問診療を受けている患者の下痢・・・		171
86	全身倦怠感が続く・・・	★	175
87	若い女性における四肢の浮腫・・・	★★	176
88	夕食後突然出現した心身の変調・・・	★★★	177
89	「ずっと唾が出て困る」失神患者・・・	★★	181
90	体重減少，夜間安静時痛を伴う慢性腰痛・・・	★	182
91	痛みに比較して，腹部所見の乏しい腹痛・・・	★★★	183
92	痛風の既往なのに急性多関節炎・・・	★★	187
93	鼻尖部に水疱を認める顔面痛・・・		188
94	術後の低酸素血症，せん妄，皮疹・・・	★★	189
95	1カ月前から体の痛み・・・		193
96	何も答えない患者・・・	★★★	194
97	肺炎軽快後に頸部が後屈・・・	★★	195
98	咽頭痛から開口障害，嚥下障害に進行・・・	★	199
99	服に引火・・・	★★	200

CASE 01 シャワーを浴びると体が痛い・・・ ★★

患者 34歳　女性
主訴 四肢・体幹の感覚障害，左上下肢の筋力低下

現病歴
　5年前から頬部に皮疹が出現．SS-A抗体陽性のためシェーグレン症候群と他院で診断されていた．以後，同様の皮疹が1年に1回程度出現したが，プレドニゾロン5〜10 mg/日で改善した．
　1カ月前より頬部皮疹が出現しプレドニゾロン10 mg/日を内服した．皮疹は改善したが，3週間前から両手指の先端がしびれてきた．2週間前からシャワーを浴びると右半身が痛くてたまらない．1週間前から両下肢の感覚鈍麻も出現．左下肢の感覚鈍麻は改善したが，左下肢および左上肢の筋力低下が出現し，歩行困難となりERを受診した．

既往歴
　流産（1回）

身体所見

意識：清明　体温：37.1℃　脈拍：72回/分　血圧：86/49 mmHg
呼吸：19回/分　酸素飽和度：97%（room air）

頭頸部：異常所見なし
胸部：呼吸音清　心雑音（－）
腹部：平坦軟　圧痛（－）
［神経学的所見］
左上下肢の筋力低下あり（左腸腰筋および大腿四頭筋は
重力に抗せず2/5）
痛覚障害（右図青色）を四肢および体幹に認める
右Th9/10レベルに体幹に知覚過敏帯あり
両下肢腱反射亢進

検査所見
胸部X線写真：肺野清　肺門部リンパ節腫脹（－）

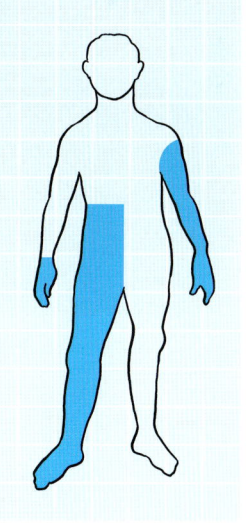

Question
①必要な検査は？　②診断は？

解答は4ページ

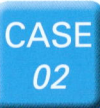

CASE 02 発熱と点状出血・・・ ★★

患者 72歳　女性
主訴 発熱，悪寒

現病歴
糖尿病，慢性腎不全，高血圧にて外来通院中．昨日からの発熱のため ER を受診した．

身体所見
意識：清明　体温：38.4℃　脈拍：110回/分　血圧：116/60 mmHg
呼吸：32回/分

眼瞼結膜　貧血（＋）点状出血（＋）
胸部：収縮期雑音（以前より指摘されていたが変化の有無は不明）
腹部：平坦・軟　圧痛（－）肋骨脊柱角叩打痛：両側（－）
下肢：浮腫（－）

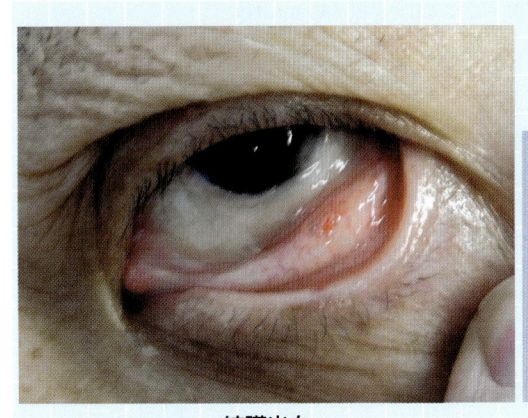

結膜出血 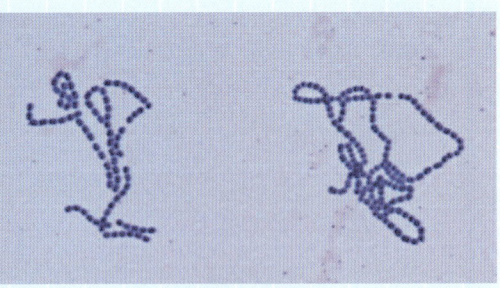　　　　　　　　　尿グラム染色

Question
診断は？

解答は 5 ページ

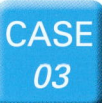

CASE 03　下肢が伸ばせない・・・　★

患者 82歳　男性
主訴 腰痛，立てない

現病歴
　3カ月前に転倒し腰痛があり，近医で腰椎圧迫骨折と診断された．その後疼痛は改善し歩けるようになったが，1カ月前から再び腰痛が出現した．1週間前から痛みのため前傾姿勢となり，3日前からは疼痛がひどく歩行困難で寝たきりとなった．昨日38℃の発熱があり，動けないため救急要請となった．搬送時は側臥位で股関節，膝関節を90°に屈曲し下肢を動かせない状態であった．

既往歴
　陳旧性脳梗塞，認知症，腰椎圧迫骨折

内服薬
　アリセプト®，インテバン®坐薬

身体所見

意識：JCS Ⅰ-2（認知症あり）　体温：38.2℃　脈拍 110回/分
血圧：90/65 mmHg　呼吸：25回/分　酸素飽和度：95%（room air）

頭頸部：異常なし
胸部：呼吸音清明　心雑音（−）
腹部：平坦，軟　圧痛（−）
背部：脊柱叩打痛（−）　肋骨脊柱角叩打痛：右（−）左（＋）
四肢：左下肢は股関節の伸展で激痛あり
　　　（iliopsoas sign 陽性）
　　　両側大腿部/大転子に圧痛（−）
　　　SLR：右は60°以上可能，左は伸展
　　　困難にて不可能
　　　PTR，ATRはともに亢進，減弱（−）

検査所見
　尿検査：尿中白血球（−）

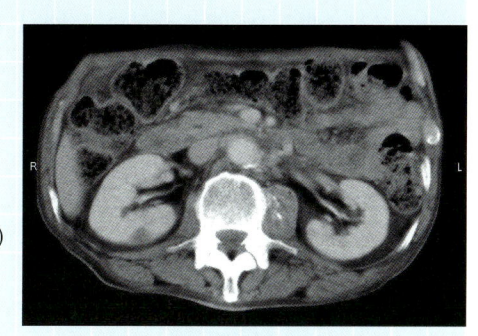

腹部造影CT

Question
①診断は？　②患者はどうしてこのような姿勢をとったのか？

解答は6ページ

Answer

CASE 01 1カ月前から徐々に感覚障害・筋力低下が進行している．頸髄以下の知覚障害と筋力低下は脊髄病変を疑わせる．膀胱直腸障害は認めなかった．緊急に頸髄MRIを撮影したところ横断性脊髄炎と考えられる病変が認められた（頭部MRIは異常なし）．臨床的には胸髄病変の存在も示唆されたが，MRIでは確認されなかった．

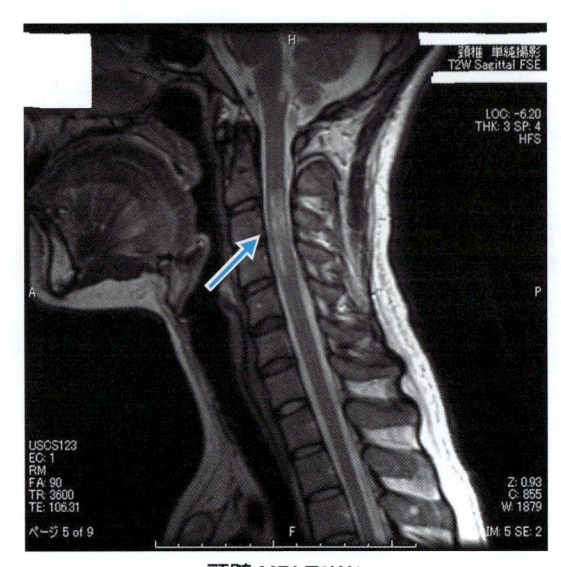

頸髄MRI T2W1
C2/3の椎間板腔の高さから，C4/5の範囲で高信号域を認める．

横断性脊髄炎は感染・ワクチン投与・多発性硬化症・視神経脊髄炎（neuromyelitis optica：NMO，別名Devic病）・SLE・シェーグレン症候群・ベーチェット病・サルコイドーシスが原因となる．頰部皮疹の病歴があったために前医にデータを確認すると白血球・リンパ球減少，補体減少，抗核抗体（＋）があった．入院後，抗dsDNA抗体（＋）が判明し全身性エリテマトーデスに合併した横断性脊髄炎と診断した．抗リン脂質抗体は陰性であった．横断性脊髄炎を呈するSLEは，SLEの1〜2％とまれであるが緊急治療を必要とするため，ただちに神経内科および膠原病内科コンサルトが必要な疾患である．

〔最終診断〕横断性脊髄炎　transverse myelitis

Snap Diagnosis

知覚過敏帯　＋　四肢のしびれ/脱力　→　横断性脊髄炎

（出題：渥美宗久・藤田芳郎）

Answer

CASE 02 本症例は翌日に四肢の関節痛，手足末梢に痛みを伴った紅斑が出現し，入院時の血液培養より連鎖球菌が検出された．経胸壁心エコーでは特定できなかったが，経食道心エコーで僧帽弁に疣贅を認めた．

〔最終診断〕連鎖球菌による感染性心内膜炎　infective endocarditis

感染性心内膜炎（infective endocarditis：IE）の皮膚所見として爪下出血，点状出血，Osler結節，Janeway 病変がある．特異度は高くないが診断を行ううえで重要な手掛かりとなることがあり発熱の身体診察で必ずみるべき身体所見である．

爪下出血は IE の 2～15％に認められる直線の出血である．外傷でも起こるが手指の数本にある場合は IE が疑われる．点状出血は四肢や結膜に認められ頻度も 10～40％と高い．Osler 結節は紅斑と痛みを伴った病変で手足の腹側に数時間から数日みられる．Janeway 病変は痛みを伴わない紅斑が手掌，足底に数日から数週間持続する．

感染性心内膜炎では尿中に白血球や細菌を認めるため尿路感染症と間違えることもある．尿中にグラム陽性球菌を認める場合 IE を鑑別診断に入れる必要がある．

参考文献
Bernstein JM, et al：Getting to the heart of the matter. SKINmed 6：290-292, 2007

Snap Diagnosis

発熱 ＋ 結膜の点状出血 ＋ 心雑音 → 感染性心内膜炎

（出題：志水英明）

Answer

CASE 03 血液検査で WBC 6,500/μL，CRP 25 mg/dL と炎症反応は高値だった．CK は 400 IU/L と軽度上昇していた．ER での血液培養 2 セットからインフルエンザ菌が検出された．

〔最終診断〕左腸腰筋膿瘍　iliopsoas muscle abscess
　　　　　（L1 レベルでの大腰筋内の膿瘍）

　腸腰筋とは大腰筋，小腰筋と腸骨筋からなる深層筋群である．腸腰筋膿瘍は主に血流を介した感染で起こる．椎体炎，骨髄炎およびその周囲（腎，腹腔内，骨盤内）の感染から波及することもある．かつては *M. tuberculosis* が多かったが，現在は黄色ブドウ球菌やグラム陰性桿菌の検出頻度が増えた．診断は CT 画像が有用である．身体所見上は iliopsoas sign（股関節の他動的な過伸展で疼痛誘発，もしくは股関節 MMT の要領で検者が抵抗を加えながら患者に股関節屈曲運動をしてもらうと疼痛が悪化）が陽性となる．発熱は乏しく，発熱時は菌血症を伴うことが多い．治療は抗菌薬の長期投与（4〜6 週間必要），外科的ドレナージである．

Snap Diagnosis

発熱 ＋ 腰痛 ＋ 股関節の伸展不可能 → 腸腰筋膿瘍

（出題：坪井重樹）

CASE 04 緑色の尿・・・ ★★★

患者 71歳 男性
主訴 緑色尿

現病歴
冠動脈バイパス術を前日に施行，集中治療室にて人工呼吸器を装着中．今朝から尿が緑色になった．

身体所見

意識：混濁（疼痛コントロールのためプロポフォール使用中）
体温：37.0℃　脈拍：74回/分　血圧：130/72 mmHg　呼吸：16回/分
酸素飽和度：97%（CPAP，FiO_2 0.4）

眼結膜：貧血（＋）黄染（－）
頸部：甲状腺腫大（－）頸部・腋窩リンパ節腫脹（－）
胸部：心雑音（－），肺雑音（－），前胸部に手術創あり
腹部：平坦・軟腸蠕動音亢進（－）波動（－）圧痛（－）
四肢：下肢浮腫（－）
尿：透明緑色，混濁（－）

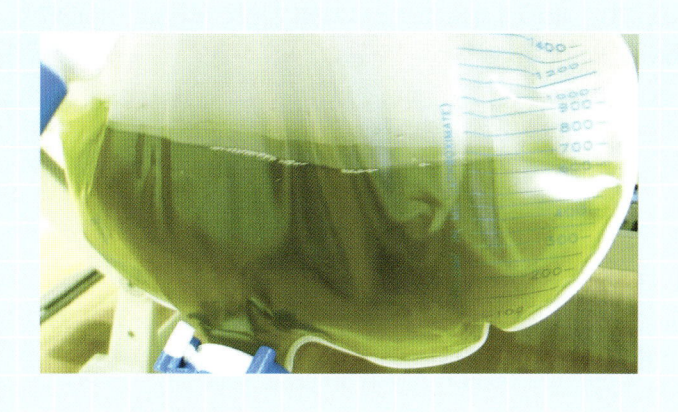

Question

①緑色尿の原因は？　②さあ，どうする？

解答は10ページ

CASE 05 毎日朝から頭痛・・・ ★

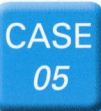

患者 52 歳　男性
主訴 頭痛

現病歴
　10 歳代後半から月 2～3 回, 左右半球のズキズキした頭痛あり. 35 歳頃から後頭部から頭頂部にかけての締め付けるような痛みに変わってきた. 当初は月 5～6 回程度の頭痛だったが, 3 年前から徐々に痛みがひどくなり 2 年前に仕事を辞めた. 半年前から鎮痛剤 (後述) を毎日飲むようになった. 最近は起床直後に鎮痛薬 (市販のセデス・ハイ, ボルマゲン 50 mg 坐剤) を使用し家事をしている.
　来院時は頭痛の訴えなし. いびきはよくかき夜中に息が止まることもあるという.

既往歴
　尿路結石, 高血圧, 脂質異常症

内服薬
　セロケン®, アムロジン®, ディオバン®, アクトス®, ベザトール SR®

身体所見

> 意識：清明　体温：36.4℃　心拍数：75 /分
> 血圧：124/93 mmHg (降圧薬内服中)　呼吸：16 回/分

　独歩で来院され, general appearance は良好 (身長 164 cm, 体重 97 kg, BMI＝36)
　胸部：呼吸音 清, 心音 雑音 (－)　過剰心音 (－)
　頭頸部：眼瞼結膜 蒼白 (－), 眼球強膜 黄染 (－), 口腔内 正常・扁桃腫大 (－), 副鼻腔 正常, 頸部リンパ節 不触

検査所見
　血液検査：WBC 5,700/μL, Hb 16.0 g/dL, Plt 17.7 万/μL, AST 59 IU/L, ALT 61 IU/L, BUN 20.3 mg/dL, Cre 1.16 mg/dL, Na 142 mEq/L, K 3.8 mEq/L, Glu 209 mg/dL, HbA1c 6.9%
　頭部 CT：出血 (－), 腫瘍性病変 (－)

Question
①どんな疾患が思い浮かびますか？　②必要な検査は？

解答は 11 ページ

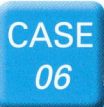

CASE 06　歯をがちがち鳴らして震えていた・・・

患者　85歳　女性
主訴　右上腹部痛，嘔吐，発熱

現病歴
　昨日より右上腹部痛を自覚していた．腹痛は持続的で，嘔気/嘔吐も伴っている．今晩になって痛みが強くなり，脂汗を流して苦しんでいるところを家人が発見，救急搬送された．救急隊到着時，患者は寒気を訴え，歯をがちがち鳴らしながら震えていた．

既往歴　高血圧

身体所見

意識：呼びかけには応じるが，傾眠状態　体温：39.5℃　脈拍：112回/分
血圧：82/46 mmHg　呼吸：22回/分
酸素飽和度：96%（room air）

　眼球結膜の黄染あり．右上腹部に圧痛あり．腹部は平坦，軟で，肝臓・脾臓は触知せず．

検査所見
　血液検査：WBC 4,600/μL，AST 112 IU/L，ALT 82 IU/L，γ-GTP 512 IU/L，ALP 1,317 IU/L，総ビリルビン 5.7 mg/dL，直接ビリルビン 4.4 mg/dL，アミラーゼ 38 IU/L，CRP 7.2 mg/dL

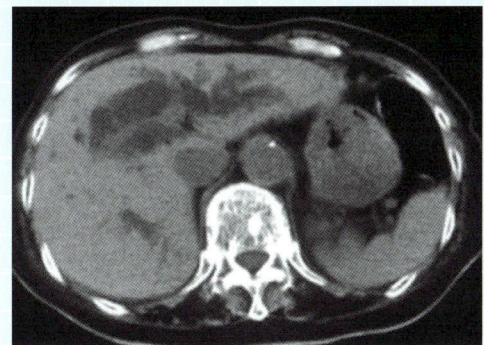

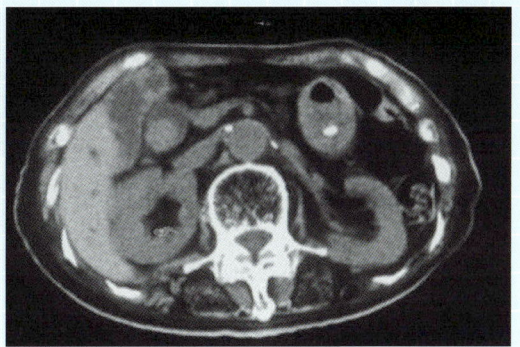

腹部 CT（単純）

Question
診断は？

解答は 12 ページ

Answer

CASE 04 本例は集中治療室にてプロポフォールを開始してから尿が緑色化していた．検尿所見では尿中白血球は認めず，グラム染色でも細菌は認められなかった．プロポフォールにより緑色尿となる原因としてはプロポフォールの代謝物質であるフェノールあるいはキノール代謝物であると考えられている．中止により尿の緑色は改善した．特に治療の必要はない．

〔最終診断〕プロポフォールによる緑色尿

尿が青色もしくは緑色となる原因

薬剤	色素	疾患	市販商品
アミトリプチン	インジゴブルー	ビリベルジン	クロレッツ
シメチジン	メチレンブルー	緑尿菌感染	リステリン
インドメタシン	フラビン誘導体	ハートナップ病	
プロポフォール	インジゴカルミン		
トリアムテレン			

Pharmacotherapy 20：1120-1122, 2000 より改変

Snap Diagnosis

緑色尿 ＋ プロポフォール使用中 → プロポフォールによる緑色尿

（出題：志水英明）

尿道カテーテル留置患者では，「紫色尿バッグ症候群」も時々みられる．

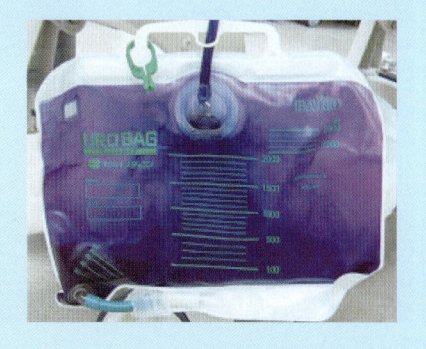

Pearls of wisdom

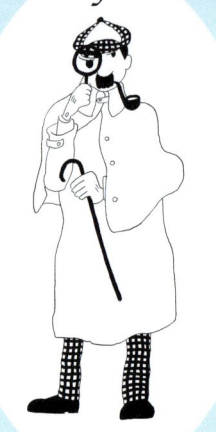

研修医の皆さんは最初ビックリすると思うが，原因は，①便中のトリプトファンが腸内細菌により分解を受けインドールとなり，体内でインジカンとなって尿に排泄，②尿中の細菌によりインジカンが分解されインジゴブルー（青

色色素）とインジルビン（赤色色素）が作られ，③尿バッグや尿チューブにこれらの色素が沈着することによる．したがって，慢性便秘や水分摂取量不足，尿路感染症と関連がある．

CASE 05

〔最終診断〕睡眠時無呼吸症候群　sleep apnea syndrome

　病歴から睡眠時無呼吸症候群（Sleep Apnea Syndrome：SAS）が疑われる．確定診断のために夜間経皮的パルスオキシメーター，アプノモニターが必要である．

　当初は primary headache に対して鎮痛剤を使用しすぎた medication-overuse headache かと思っていたが，アセトアミノフェンに変更し 15 回/月に減量後も朝方に頭痛で目を覚ますことが続いた．現病歴を再度見直し，夜間の状況から SAS を疑い，追加検査を行った．SAS は morning headache を起こす 1 つの疾患である（Arch Intern Med 159：1765, 1999）．

　SAS の最終的な確定診断は耳鼻咽喉科でのアプノモニター，または呼吸器内科でのポリソムノグラファーによるが，近年経皮的パルスオキシメーターによる酸素飽和度が相関するという報告（Chest 135：86, 2009）がされるようになり，本患者でも装着した．「3％以上の SpO_2 低下 35.47［＜20］回/時，特に夜間での低下」が認められた．SAS を強く疑い耳鼻咽喉科にコンサルトした．SAS は耳鼻咽喉科の疾患と考えられがちであるが，高血圧や頭痛を主訴に内科や救急外来を受診されることもある．それら患者さんの中から適切に SAS を疑って，耳鼻咽喉科コンサルト前でも見抜けるようになることが重要である．

Snap Diagnosis

肥満　＋　高血圧　＋　朝から頭痛　→　睡眠時無呼吸症候群

（出題：伊藤裕司）

Answer

CASE 06

〔最終診断〕急性閉塞性化膿性胆管炎
acute obstructive suppurative cholangitis

　高齢者の右上腹部痛に発熱，黄疸が伴う場合，胆道系の急性炎症が示唆される．悪寒戦慄は菌血症状態を示唆し，バイタルサインからは敗血症性ショックが疑われる．

　血管確保，抗菌薬投与の後ただちにERCP施行．胆管内に充満する結石を認めた．胆管ドレナージを行うと黒色の感染胆汁がひけた．ドレナージを留置したところ翌日にはバイタル安定し，後日十二指腸乳頭切開術＋結石破砕術を行った．黄疸をきたす疾患は多数あるが，おおよそ発熱を伴う黄疸で命に別条ないのは急性A型肝炎くらいである（発熱＋黄疸のパターンは，急性化膿性閉塞性胆管炎や敗血症性多臓器不全など重篤なものが多い）．

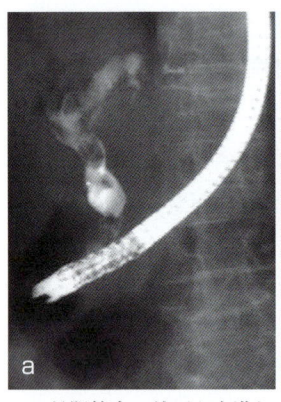

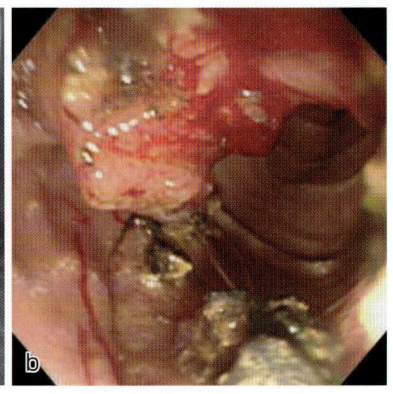

a：総胆管内に結石が充満している．
b：乳頭から膿が流出し，右下には破砕され摘出された結石がみられる．

Snap Diagnosis

高齢者の発熱 ＋ 右上腹部痛 ＋ 黄疸 ＋ 肝内胆管拡張
→ 総胆管結石と急性胆管炎

（出題：山中克郎・北啓一朗）

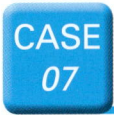

CASE 07 アフリカから帰国後に発熱・・・

患者 28歳 男性
主訴 発熱，背部〜左側腹部痛

現病歴
4日前までナイジェリアに滞在していた．前日より突然の高熱とともに背部から左側腹部にかけての痛みを訴えて来院した．半袖・半ズボンで過ごすこともあるなど，防蚊対策は不十分であった．

身体所見
脾臓を左季肋下に3横指，圧痛とともに触知．

検査所見
末梢血スメアのGiemsa染色像を示す．

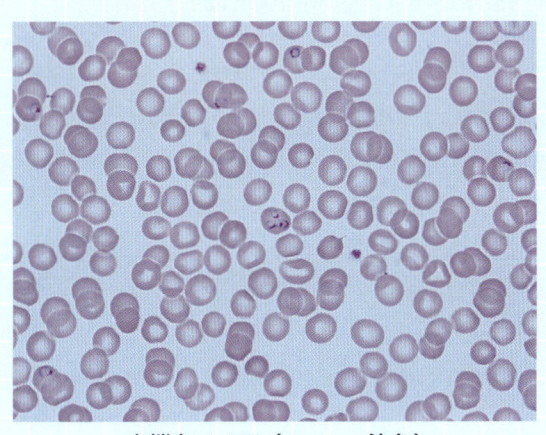

末梢血スメア（Giemsa染色）

Question
診断は？

解答は16ページ

CASE 08 柔道で頭から落下・・・ ★★

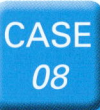

患者 52歳　男性
主訴 両手に力が入りにくい

現病歴
　柔道の練習中，受け身を取れず頭から落下した．受傷の瞬間，両腕に電気が走るような痛みがあり，その後から力が入りにくくなったため来院した．歩行は正常，両上肢を軽く広げるような姿勢で診察室に入ってきた．
　陰性症状：頭痛，頸部痛，気分不快，嘔気

既往歴
　特になし

身体所見

意識：清明　体温：36.7℃　脈拍：78回/分　血圧：138/78 mmHg
呼吸：18回/分　酸素飽和度：99％（room air）

　頭部顔面：異常なし
　頸部・後頸部：圧痛（−）自発痛（−）
　胸部〜腹部：異常なし
　四肢：橈骨動脈・足背動脈は両側ともに良好に触知，変形（−）
　MMT：肩関節　右4/左4，肘関節　右3+/左3+，手関節　右3+/左3+，握力　右13 kg/左10 kg　下肢は両側ともに正常

検査所見
　頸部X線写真（3方向）：骨傷（−）異常な骨棘形成（−）
　頭部CT：異常なし

Question

①追加する診察所見は？　②追加する検査は？

解答は17ページ

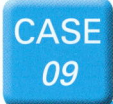

CASE 09 突然の右背部/右下腹部痛・・・ ★

患者 82歳 男性
主訴 右背部〜右下腹部痛

現病歴
 突然の右背部〜右下腹部痛のため来院．

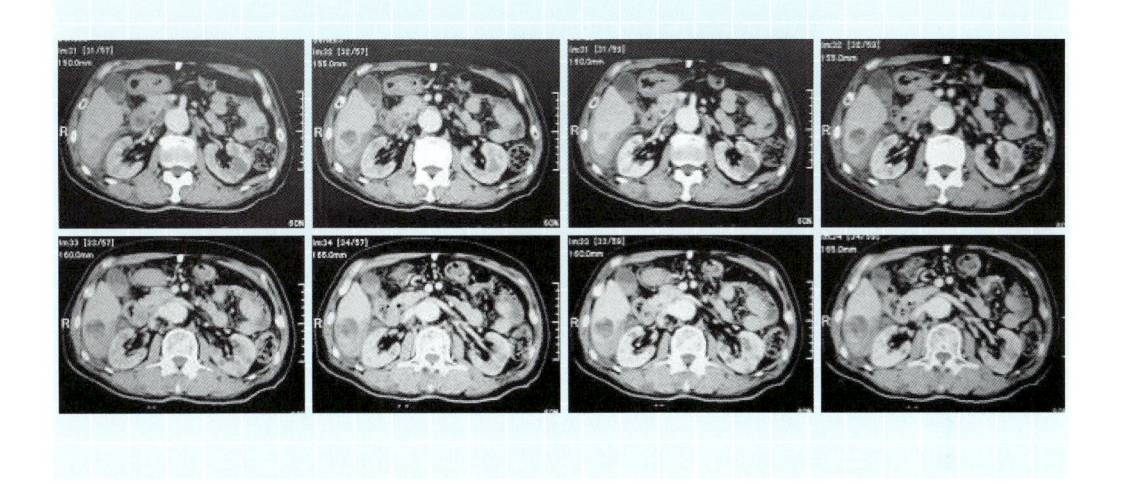

既往歴
 C型肝炎

Question

診断は？

解答は18ページ

Answer

CASE 07

〔最終診断〕マラリア（熱帯熱マラリア）　malaria

　1つの赤血球内に多数の輪状体（ring form）を認める（矢印）ことにより熱帯熱マラリアを疑う．

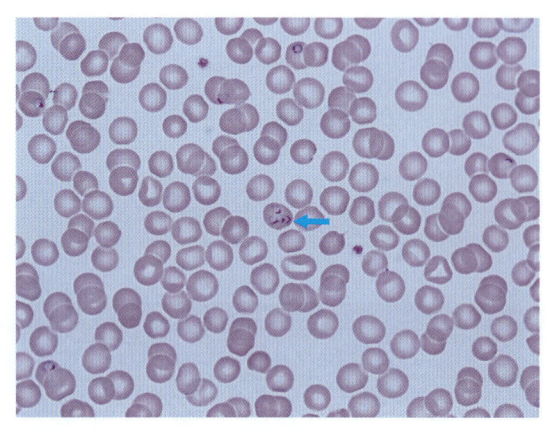

　熱帯熱マラリア（*Plasmodium falciparum*）は，
1）急激に進行するリスクがあること
2）薬剤の耐性化が進行していること
3）日本国内で治療薬が限られていること

から，できる限り早く対応できる施設に搬送することが重要である．早期に診断を確定するにあたり，病歴のなかで，渡航歴は必ず聴取しておかなければならない事項である．渡航先の国別に流行している感染症については，厚生労働省検疫所FORTHホームページ（http://www.forth.go.jp/）にて参照可能である．

　マラリアやデング熱・チクングニヤ熱などの蚊媒介性感染症はすべて全身性の関節痛・筋肉痛を伴うが，以下の所見が比較的特異的であるとの報告がある（Medicine(Baltimore)86：18-25, 2007）．

＜マラリア＞
脾腫・局所的な所見がはっきりしない発熱・血小板減少（150,000/μL 未満）
高ビリルビン血症（1.3 mg/dL 以上）

＜デング熱＞（マラリアを除外後）
皮疹・血小板減少（150,000/μL 未満）・白血球減少（4,000/μL 未満）

Snap Diagnosis

アフリカから帰国 ＋ 発熱 ＋ 脾腫 ＋ 赤血球内に輪状体 → マラリア

（出題：井口光孝）

Answer

CASE 08　追加で行うべき診察は，両上肢の触診である．本患者では，ごく軽い触診で両上肢の疼痛を伴う知覚障害（paresthesia）が確認された．これは「正座の後のようなピリピリした痛みを伴うしびれ」と表現されることが多く，この所見は，中心性脊髄損傷に特徴的である．

　中心性脊髄損傷を疑った場合，X線所見やCTに異常がなくても頸椎MRIを施行するべきである．本症例でもX線所見，CTには異常を認めなかったが，MRIでC3/4，C4/5間に脊柱管狭窄が存在し，同部位の頸髄にhigh intensity areaを認めた．

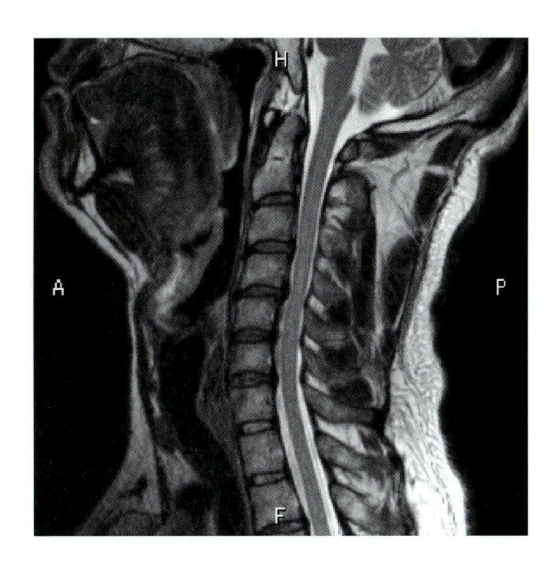

〔最終診断〕中心性頸髄損傷　central cervical cord injury

　本疾患は後縦靱帯骨化症などの脊柱管狭窄症や高齢がハイリスクとなる．受傷機転は過伸展が最も多い．下肢に比べ，上肢の筋力低下・感覚低下が優位に出現することも特徴の1つである．

Snap Diagnosis

頸椎過伸展が疑われる受傷機転　＋　両上肢の疼痛を伴うしびれ
→ 中心性頸髄損傷

（出題：島田郁美）

Answer

CASE 09

〔最終診断〕肝腫瘍破裂　ruptured hepatocellular carcinoma

　S6 に腫瘍影があり，それに接する肝周囲に low density area（腹腔内出血）が認められる．ショックバイタルに気をつけながら，経カテーテル動脈塞栓療法を考慮する．

　痛みの訴えが少ない場合もあるので，肝硬変患者の血圧，脈拍，貧血の進行の有無に注意する．腹部超音波下で試験穿刺してみると血性腹水が認められる．真っ赤な腹水が引けても Ht はごくわずか（数％）であるので，冷静に対処する．

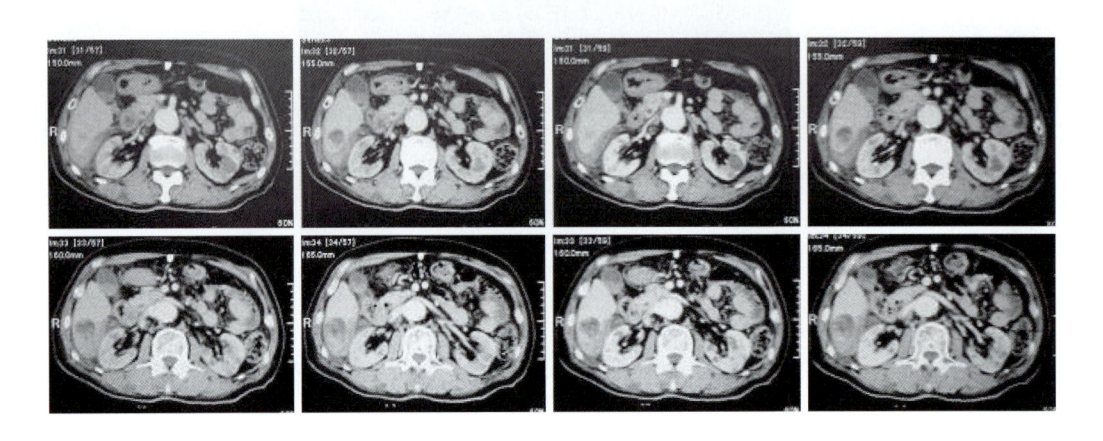

Snap Diagnosis

C 型肝炎 ＋ 突然の右腹部痛 ＋ 肝臓に腫瘍影 ＋ 腫瘍周囲に low density area → 肝腫瘍破裂

（出題：山中克郎・北啓一朗）

CASE 10　発熱が続き傾眠傾向・・・　★★

患者　69 歳　男性
主訴　発熱，食欲不振

現病歴
　肝硬変，糖尿病にて近医通院中．2 日前から 37〜38℃台の発熱と食思不振があった．発熱が持続し，傾眠傾向がみられたため ER を受診した．

既往歴
　慢性 B 型肝炎，食道静脈瘤，糖尿病

身体所見
　意識：JCS Ⅰ-2　体温：38.1℃　心拍数：83/分　血圧：105/47 mmHg
　呼吸：24 回/分　酸素飽和度：96％（room air）

　眼瞼結膜：貧血（−）黄疸（−），頸静脈怒張（−）
　胸部：第 3 肋間胸骨左縁にて収縮期雑音を聴取
　腹部：膨満（＋）軟，圧痛（−）反跳痛（−）波動を触知
　下肢：浮腫（＋）

検査所見

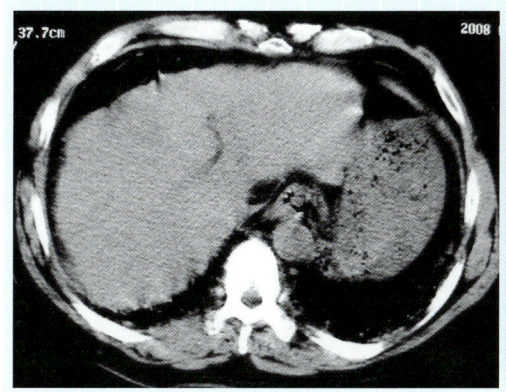

1 年前の腹部 CT 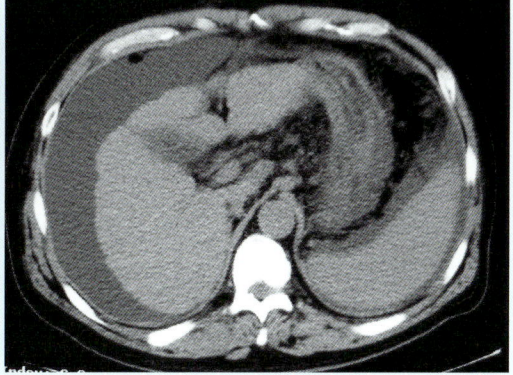　　　　　　　　入院時の腹部 CT

Question
①次に行う検査は？　②診断は？

解答は 22 ページ

CASE 11 昨夜からの右内股痛・・・ ★

患者 86歳　女性
主訴 右内股が痛い

現病歴
　昨日夜から右内股が痛くなった．改善しないため来院．

既往歴
　虫垂炎（若い頃），子宮脱（詳細不明）

身体所見

> 意識：清明　体温：37.2℃　脈拍：80回/分　血圧：120/64 mmHg
> 呼吸：16回/分　酸素飽和度：98％（room air）

　身長 155 cm　体重 41 kg　（BMI 17.0）
　頭頸部，胸部：異常なし
　腹部：平坦軟，圧痛（−），腹膜刺激症状（−）
　鼠径部：膨隆（−）
　四肢：両側大転子部に圧痛（−），下肢長差（−），肢位異常・可動域制限（−）

検査所見
　右大腿骨 X 線写真：骨折（−）

Question

①どのようなことに注目しますか？　②何を問診しますか？

解答は 23 ページ

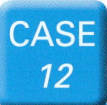

CASE 12　キツネにつままれた研修医・・・ ★

患者 48歳　女性
主訴 記憶障害

　当直翌朝のカンファレンスで，ある2年次研修医が言った．「先生，昨夜はまいりましたよ．最初は冗談だと思いました．でも本当みたいなんです…僕はキツネにつままれたようでした．」

現病歴
　夫曰く，「22：30頃，突然妻と話が通じなくなった」．「ここはどこ？」と聞いたり，自分で作ったおかずを見て，「これ何？」と言い出した．話をしている相手が夫ということはわかっている．生年月日など昔の記憶は保たれている．同じ質問を何度も繰り返し，とても不安そうである．
　陰性症状：咳，痰，鼻汁，嘔気/嘔吐，下痢

既往歴
　A型肝炎（10年前），高血圧（−），糖尿病（−），高脂血症（−）

アレルギー
　なし

身体所見

> 意識：清明　体温：37.5℃　心拍数：95/分
> 血圧：127/67 mmHg　呼吸：18回/分　酸素飽和度：98%（room air）

　体温測定後に「私はいつ体温を測ったのですか？」と発言あり．
　神経学的所見も含め，他の身体所見は異常なし．

血液検査
　異常なし

頭部CT
　異常なし

Question
さてキツネの正体は？

解答は24ページ

Answer

CASE 10 腹水穿刺にて腹水中の多核白血球数が 2,940/mm³，培養にて *E. coli* が検出された．

〔最終診断〕特発性細菌性腹膜炎　SBP：spontaneous bacterial peritonitis

　特発性細菌性腹膜炎は，通常の腹膜炎と異なり，腹痛，腹膜刺激症状がみられないことも多いので注意を要する．症状の頻度は発熱 69％，腹痛 59％，意識障害 54％，下痢 32％（Gastrointestinal and Hepatic Infections, 455, 1994）．腹水の検査なしで診断は不可能である．肝硬変患者の腹水は，非代償期の腹水として腹水穿刺されないこともあるが，原因不明の腹水の増加，軽度発熱，腹部不快感，消化管出血，意識障害を認めた場合は，積極的に SBP を疑い腹水の検査を行う．原因菌は大腸菌，クレブシエラ，肺炎球菌，腸球菌である．治療はセフトリアキソン（ロセフィン®）が選択される．腹水培養は陰性であることも多く，腹水の好中球＞250/μL なら治療を開始する．

Snap Diagnosis

肝硬変患者の腹水増加 ＋ 発熱 ＋ 意識障害
→ 腹水穿刺をし SBP を見逃さない!!

（出題：前田佳哉輔）

Pearls of wisdom

　1 年以内の SBP 再発は 70％に及ぶので，長期のバクシダール® 400 mg/日内服が勧められている．肝硬変患者が消化管出血を起こしたときも同様で，腹水がなくても 7 日間のバクシダール® 投与を行う（MKSAP14 Gastroenterology and Hepatology, 73, 2006）．

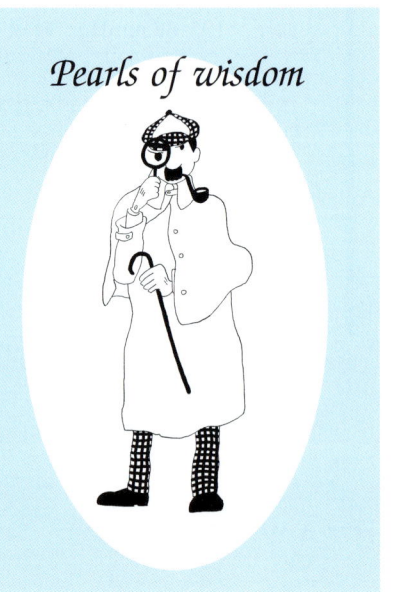

Answer

CASE 11 高齢で痩せ型の女性が，大腿内側部痛を訴えているという病歴から，出産歴を問診することが重要である．この患者は 3 回の経産婦であった．腹部～骨盤部 CT 検査で右閉鎖孔ヘルニア（矢印）を認めた．

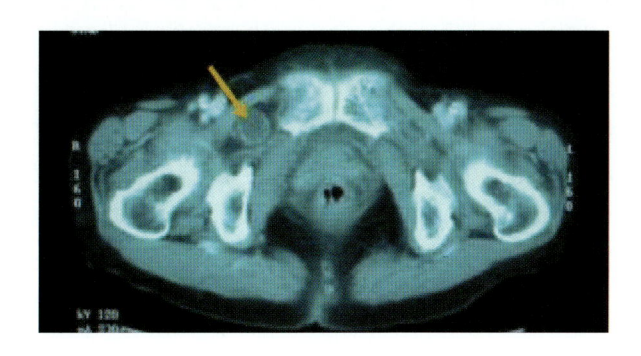

〔最終診断〕閉鎖孔ヘルニア　obturator hernia

　閉鎖孔ヘルニアは全絞扼性ヘルニアの 0.2～0.4％を占める．診断が困難であることに加え，高齢者が多いために死亡率は他のヘルニアよりも高い（20％）（Tintinalli's Emergency Medicine, 7th ed：586, 2011）．特に，多産で痩せ型の高齢女性は，骨盤底筋群が脆弱となっているためリスクが高いことが知られている．

　本疾患では，ヘルニア腸管が閉鎖孔を通る閉鎖神経を刺激するため，大腿内側部に放散痛が生じる．身体所見では，直腸診で圧痛（＋），obturator test（臥位の患者の下肢を股関節と膝関節で 90 度屈曲した状態で下肢の内旋・外旋を行う），Howship-Romberg sign（大腿を後方へ伸展した状態で，下肢を外転・外旋する）を行うと疼痛が増強することがある．緊急手術の適応なので，素早い外科コンサルテーションが必要である．

Snap Diagnosis

多産，痩せ型の高齢女性の大腿内側部痛　＋　大腿骨頸部骨折（－）
→　閉鎖孔ヘルニア

（出題：島田郁美）

Answer

CASE 12 患者は突然，短期の記憶が全くできない状態となっている．これは一過性全健忘に特徴的な症状である．このような現象は40年前から報告されている．具体的症状として，①数日〜数年の記憶が喪失（逆行健忘），②発作中は新たな記憶ができない（前向健忘），③患者は不安になり，何度も同じ質問を繰り返す，④昔の記憶は障害されていない，⑤記憶以外の高次機能は障害されない，⑥24時間以内に症状は改善することがあげられる（UpToDate. Transient global amnesia, 2011）．

　原因は不明で中年に多い．MRIでは海馬の神経脱落や虚血が示唆されている．疼痛，ストレス，息こらえ，性交がtriggerとなることがある．本症例でも記憶がなくなった1時間半前に，夫と喧嘩をしたらしい．このことがtriggerとなった可能性はある．他の鑑別診断として，TIA，側頭葉てんかん，薬剤，片頭痛を考え，経過観察のため一泊入院を勧めた．本人も同意されたが，10分後「どうして入院することになったの？　もう帰る！」と夫と喧嘩を始め帰宅となった．

〔最終診断〕一過性全健忘　transient global amnesia

Snap Diagnosis

突然発症の短期記憶の消失 ＋ 同じ質問を何度も繰り返す → 一過性全健忘

（出題：山中克郎）

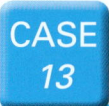

CASE 13　大きく息が吸えない・・・　★★

患者　39 歳　女性
主訴　左胸部痛，左背部痛

現病歴
　昨夜から左胸部痛あり．その後，左背部痛と左腋窩痛が出現．大きく息が吸えない．左半身の血の循環が悪い気がする．左手で荷物を持つと重く感じ，しびれもある．今朝はほとんど痛みを感じない．居酒屋のアルバイトでビールの中ジョッキを左手で運ぶことが最近多かった．

既往歴
　なし

薬剤歴
　なし

アレルギー
　なし

身体所見
意識：清明　体温：36.8℃　血圧：126/61 mmHg　脈拍：65 回/分
呼吸：18 回/分　酸素飽和度：99％（room air）

神経学的所見を含め，身体所見上は特に異常を認めない．なで肩である．

検査所見
　心電図：正常
　血液検査：異常なし
　胸部 X 線写真：異常なし

Question
①可能性の高い診断は？　②追加の検査は？

解答は 28 ページ

CASE 14 　旅行後の後頸部痛・・・　★★

患者　80歳　女性
主訴　後頸部痛

現病歴
　旅行から帰った翌朝から突然，後頸部の痛みが出現した．起き上がろうと首を持ち上げたり，少し後頸部を触られるだけでとても痛かった．2年前にも同様の痛みがあったが，すぐに改善した．両膝関節の痛みもある．

既往歴
　緑内障

身体所見

意識：清明　体温：37.5℃　脈拍：78回/分　血圧：136/78 mmHg
呼吸：18回/分　酸素飽和度：95%（room air）

頸部：項部硬直（＋），jolt accentuation（＋）
心音：収縮期雑音（＋）2/6，4LSB　整
四肢：右手 Heberden 結節（＋）
右膝関節：腫脹（＋）
左膝関節：腫脹（－）　膝関節屈曲や下腿の内旋で疼痛（＋）

血液検査
WBC 10,900/μL（Seg 77%，Lyn 18%，Mo 4%，At lyn 1%），CRP 9.2 mg/dL

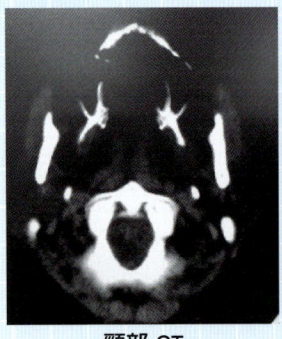

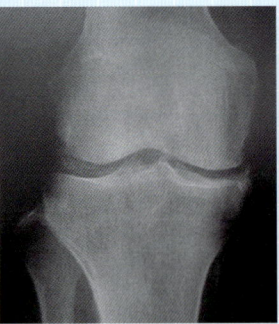

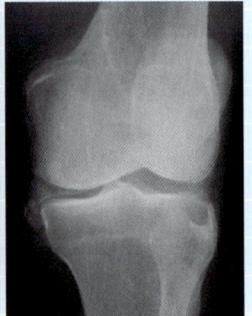

頸部CT　　　右膝　　　左膝

Question
最も可能性が高い診断は？

解答は29ページ

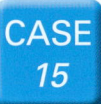

CASE 15 夜間の胸痛・・・ ★★

患者 53 歳　男性
主訴 胸部圧迫感

現病歴
3 カ月前から 10 分くらい歩くと胸が苦しいことがあった．1 週間前から夜間に 1～2 時間の胸痛あり．最近は頻度の増加と程度の悪化あり．今日も就寝中の午前 3 時に胸痛があった．午前 11 時から冷汗＋胸部圧迫感が出現している．

既往歴　　高血圧，高脂血症
生活歴　　たばこ　40 本/日×38 年間（15 歳から喫煙）
身体所見

意識：清明　体温：36.7℃　心拍数：114/分　血圧：260/136 mmHg
呼吸：19 回/分　酸素飽和度：99％（room air）

眼瞼結膜：貧血（－）　　肺野：清，心音：雑音（－）整
腹部：平坦/軟　圧痛（－）　　四肢：浮腫（－）チアノーゼ（－）

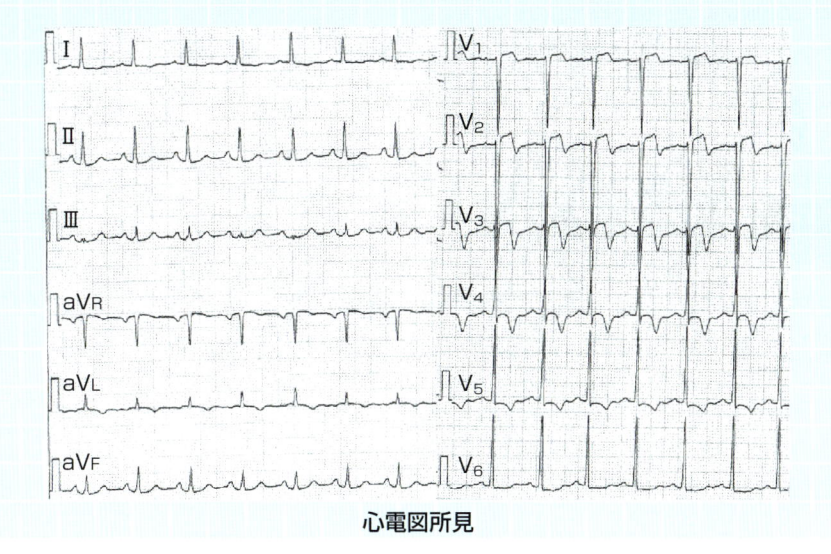

心電図所見

Question

予想される責任病巣は？

解答は 30 ページ

Answer

CASE 13 病歴から胸郭出口症候群を疑い，次の検査を行った．

①**3分間上肢挙上負荷テスト**（最も感度が高い）
  吊り革にぶら下がるように，両上肢を外転外旋した状態で指の屈伸を3分間繰り返す．
②**Wrightテスト**
  両上肢の外転外旋で橈骨動脈の脈拍が消失．
③**Morleyテスト**
  鎖骨上窩の腕神経叢を指で圧迫すると圧痛がある．

上記検査はすべて陽性であった．

〔最終診断〕胸郭出口症候群　thoracic outlet syndrome

　鎖骨周囲の胸郭出口で，鎖骨下動脈（静脈），腕神経叢が圧迫されることが原因である．「なで肩の若い女性」，「筋肉質の男性」，「電車の吊り革につかまっていると手がしびれる」のキーワードがあれば，この疾患を疑う．出産可能な年齢の女性に多い病気である．
　症状は，1）うずくような前胸部/背部/頸部/肩の痛み（神経痛なのでかなり痛む），2）上肢の冷感/脱力/しびれである．尺骨神経領域(上腕内側)のしびれを訴えることが多い（Tintinallis's Emergency Medicine, 7th ed, 1900, 2011）．
　本症例では，7日間のNSAIDs処方とうつむき姿勢での長時間の仕事を避け，重い物を持たないようにという生活指導で症状は軽快した．

Snap Diagnosis

突然の刺されるような胸背部痛/上肢の脱力やしびれ ＋ 3分間上肢挙上負荷テストで手がしびれる → 胸郭出口症候群

（出題：山中克郎）

Answer

CASE 14 Crowned dens syndrome は第 2 頸椎（C2）歯突起周囲の靭帯にピロリン酸カルシウムが沈着することが原因である．この疾患は注意していると，かなり頻度が高いということに気がつく．急性の後頸部痛，発熱や項部硬直を起こし，炎症反応は高値を示す．髄膜炎，リウマチ性多発筋炎，側頭動脈炎と誤診されることがある（Rheumatology 43：1508, 2004）．数日間の NSAIDs 投与が著効を示す．

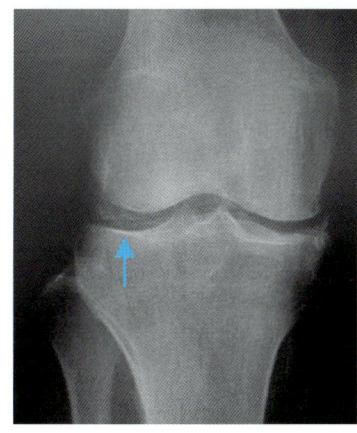

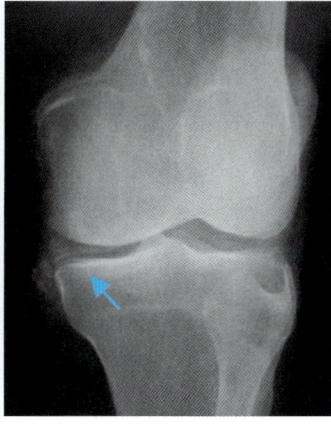

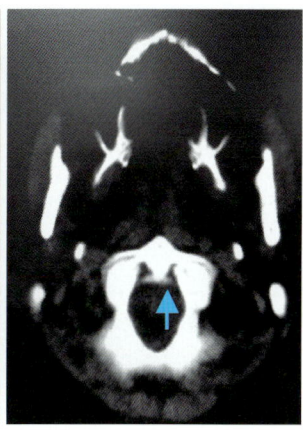

膝関節内軟骨の石灰化がみられ，偽痛風が疑われる．　　歯突起後方の靭帯に石灰化がある．

〔最終診断〕環軸関節偽痛風　crowned dens syndrome

Snap Diagnosis

高齢者の後頸部痛　＋　偽痛風を示唆する関節軟骨石灰化
→ Crowned dens syndrome

（出題：山中克郎）

Answer

CASE 15 心電図ではV$_{2-4}$のST後半に陰性T波が認められ，Wellens' syndromeが疑われる．Wellens'syndromeではV$_{1-4}$の深い陰性T波，またはST後半の陰性T波が特徴である（Am J Emerg Med 20（7）：638, 2002）．

この所見は，左前下降枝（LAD）近位部の狭窄を意味する．胸痛発作時には，この特徴的T波がみられないことがあり（pseudonormalization），STの形態が正常となるので注意が必要である（Braunwald's Heart Disease, 9th ed. 152-153, 2012）．急性心筋梗塞を起こす危険が非常に高く，運動負荷試験は禁忌である．

この症例では冠動脈造影の結果，

LAD　#6　90%，#9　50%，#10　75%
RCA　#2　25%

の狭窄が認められた．

〔最終診断〕Wellens' syndrome

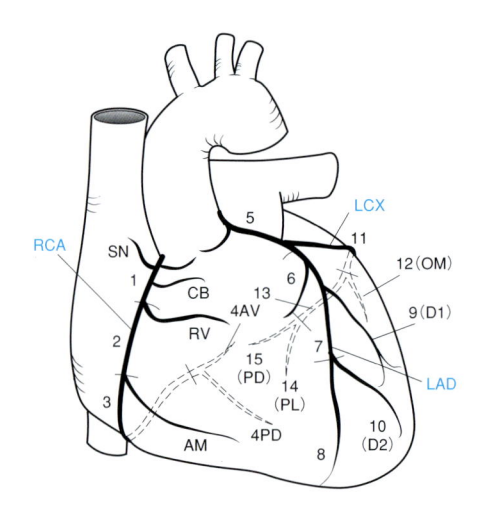

Snap Diagnosis

胸痛 ＋ V$_{1-4}$の深い陰性T波，またはST後半の陰性T波
→ 左前下降枝（LAD）近位部の狭窄

（出題：山中克郎）

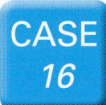

CASE 16 瞳孔不同を呈するめまい・・・ ★★

患者 44歳 男性
主訴 左後頸部痛，回転性めまい

現病歴
受診当日の朝起きた後，突然の左後頸部痛を自覚した．その後から回転性めまいを認めた．めまいでふらつくために，救急外来受診となった．

既往歴
検診で指摘されていた未治療の高血圧症

身体所見
意識：清明　体温：36.7℃　脈拍：94回/分
血圧：193/97 mmHg　呼吸：16回/分

めまいのため側臥位で動けずに，細かい身体所見の評価が困難
瞳孔所見は以下のとおり

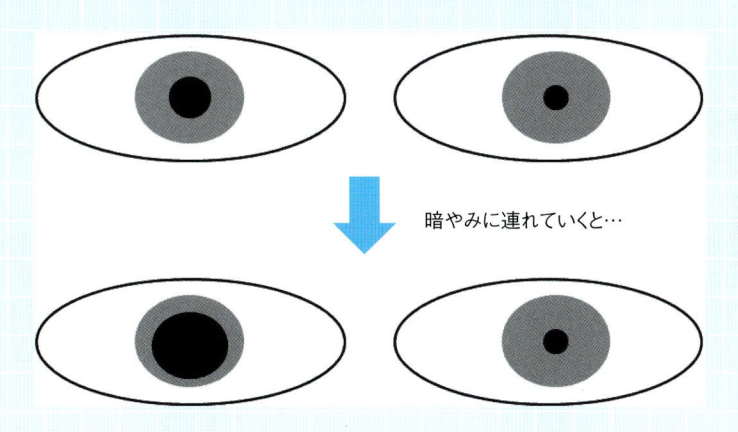

暗やみに連れていくと…

検査所見
・頭部CT 異常なし
・血糖異常なし

Question

①瞳孔所見から言えることは何か？　②どのような診断が考えられ，どのような検査によって確認をするべきか？

解答は34ページ

CASE 17 居眠りをして交通事故・・・

患者 50歳 男性
主訴 交通事故, 居眠り運転

現病歴
　数年前から日中の異常な眠気を自覚していた．最近は車を運転していても信号待ちで停車中に居眠りをしてしまう．本日，渋滞でのろのろ運転中に居眠りをしてしまい前方の車に追突した．念のため救急車で搬送されたものの，特に外傷はない．
　睡眠時間は8時間程度とっているが日中の眠気に改善はない．夜間の中途覚醒があり，最低2回はトイレに起きる．

既往歴
　高脂血症，高血圧

身体所見
意識：清明　体温：36.5℃　脈拍：60回/分　血圧：150/80 mmHg
呼吸：16回/分　酸素飽和度：98％（room air）

BMI　35
眼瞼結膜：貧血（−）黄染（−）
肺野：呼吸音清　左右差（−）
心音：不整（−）雑音（−）
腹部：軟，圧痛（−）
四肢：浮腫（−）チアノーゼ（−）

Question
①診断は？　②この患者にどこに受診するように指示しなければならないか？
解答は35ページ

CASE 18　下痢と下血・・・　★★★

患者　80歳　男性
主訴　腹痛，下血

現病歴
　数週間前から時々，上腹部痛を自覚していた．NSAIDs内服にて一時的に軽快していたが，本日になって下痢と下血が出現したためERを受診した．

既往歴
　腹部大動脈瘤手術（15年前），胸部大動脈瘤，高血圧，心房細動

身体所見

意識：清明　体温：37.2℃　脈拍：108回/分　血圧：114/78 mmHg
呼吸：16回/分　酸素飽和度：94％（room air）

眼瞼結膜：貧血（−），黄疸（−）
肺野：呼吸音清，左右差（−）
心音：収縮期雑音　LevineⅢ/Ⅵ，irregular
腹部：少し膨隆（＋），正中に圧痛（＋），McBurney（−），Blumberg（−）
四肢：下肢に軽度浮腫（＋）

入院後，腹痛が増強しペンタジン®でも改善せず，下血が持続した．

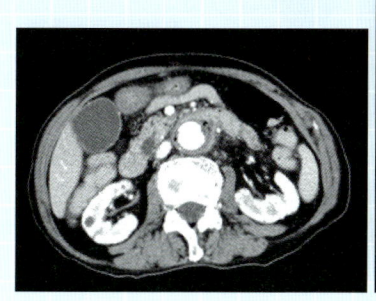

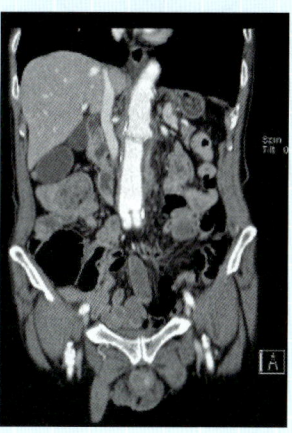

腹部骨盤部CT　造影

Question
①下血の鑑別診断は？　②人工血管置換術後の下血で考慮すべき疾患は？

解答は36ページ

Answer

CASE 16 瞳孔不同が認められるものの，診察室内の蛍光灯での明るさではどちらの目の瞳孔異常なのかがはっきりしなかった．そこで暗い場所で診察をしたところ，瞳孔不同にコントラストがつき，左眼散瞳障害つまり左眼縮瞳であることがはっきりした．

突然の左後頸部痛，回転性のめまい，左眼縮瞳＝ホルネル徴候の一部が把握できたところで，あらためて身体所見を丁寧に取った．すると左眼の眼裂狭小化と右上下肢で冷覚の低下，痛覚の低下の所見があることもわかった．

椎骨脳底動脈解離による延髄外側症候群を疑いMRI撮影を行ったところ，診断に至った．

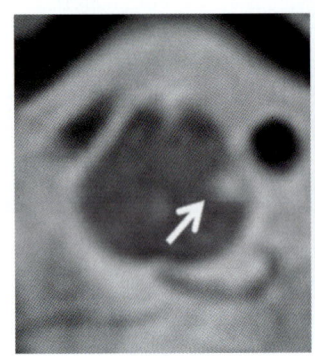

T2強調画像
左延髄外側に梗塞像あり

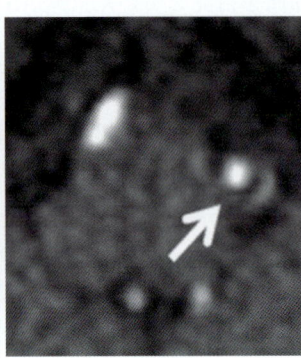

MRA元画像
解離腔が明らか

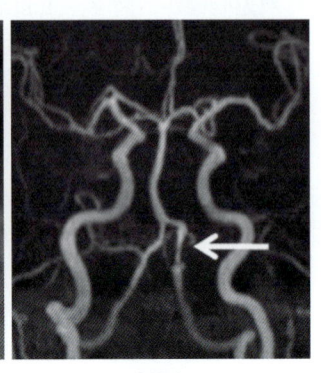

MRA
血管の不整像あり

参考までに，右眼散瞳（右眼縮瞳障害）の場合には以下のような変化となる．

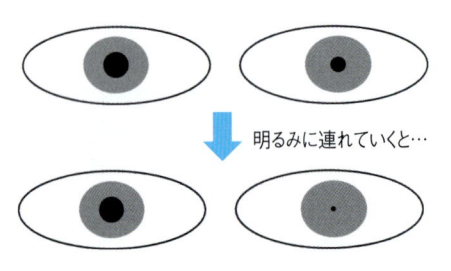

明るみに連れていくと…

右眼の縮瞳障害＝右眼散瞳（別症例）

Snap Diagnosis

突然の左後頸部痛 ＋ 回転性のめまい ＋ 左眼縮瞳（＝ホルネル徴候）
→ 椎骨脳底動脈解離による延髄外側症候群

（出題：佐藤泰吾）

Answer

CASE 17 同室で寝ている妻が「大きないびき」と「途中で息が止まることがある」と述べた．

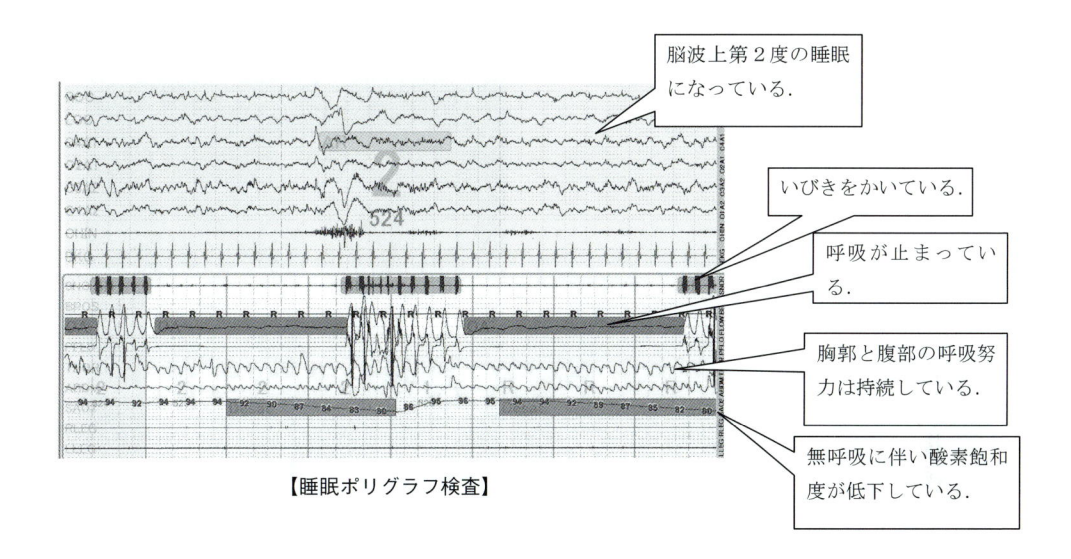

脳波上第2度の睡眠になっている．

いびきをかいている．

呼吸が止まっている．

胸郭と腹部の呼吸努力は持続している．

無呼吸に伴い酸素飽和度が低下している．

【睡眠ポリグラフ検査】

　睡眠ポリグラフ検査で閉塞性睡眠時無呼吸症候群（obstructive sleep apnea syndrome：OSAS）と診断された．10秒以上の無呼吸もしくは低呼吸が1時間に5回以上ある場合に診断される．30回以上ある場合に重症と判定する．十分な睡眠時間にも関わらず日中の眠気を訴える疾患としてOSASは非常にcommonな病気である．居眠り運転による事故は2〜5倍に増えると言われている．

　夜間頻尿，難治性高血圧，脳心血管イベントと関連があることが証明されており予防医学の面からも重要な疾患である．持続陽圧呼吸器による治療が非常に効果的であることが証明されているので，決して放置せず，睡眠クリニックなどOSASの診療を担当している科を受診させなければならない．

〔最終診断〕閉塞性睡眠時無呼吸症候群　OSAS

Snap Diagnosis

大きないびきをかく肥満患者の居眠り運転 ＋ 夜間頻尿 ＋ 難治性高血圧 → 閉塞性睡眠時無呼吸症候群

（出題：河合　真）

Answer

CASE 18 腹部骨盤部造影 CT を撮影したところ，人工血管接合部の動脈壁にガス像を認め感染が疑われた．

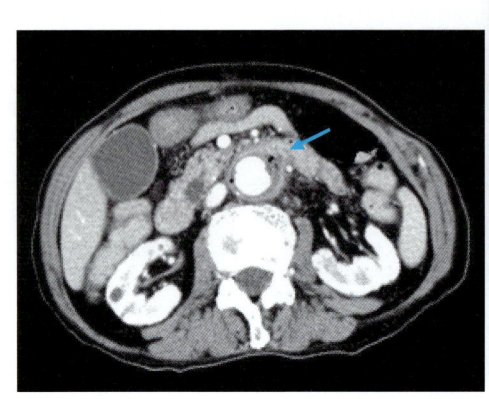

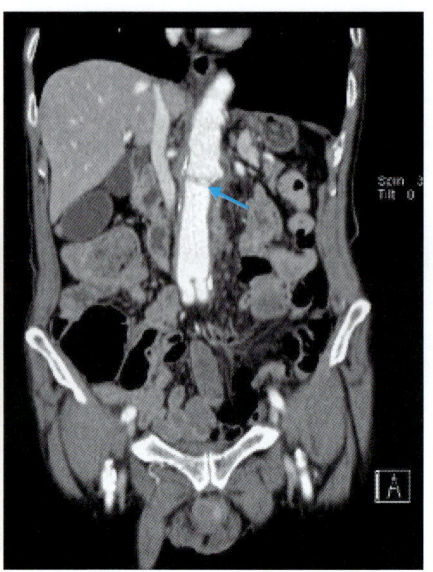

〔最終診断〕大動脈腸管瘻　aortoenteric fistula

　大動脈腸管瘻は大動脈と腸管の間に感染や外傷により瘻孔が形成されるもので，ほとんどの症例が大動脈瘤の人工血管置換術後に起こる．瘻孔形成には数カ月から数年を要するが，10年以上経ってから生じることもある．大動脈から大量の血液が腸管に流れ出し出血死することがあるが，何週間にもわたって突然下血が始まったり止まったりすることもある．大動脈瘤の術後患者に吐血や下血が起こったときは積極的な検査（上部/下部消化管ファイバー検査，造影CT）が必要である．通常は大動脈と十二指腸に瘻孔が形成されることが多い（Harwood-Nuss' Clinical Practice of Emergency Medicine, 5th ed, 530, 2010）．

Snap Diagnosis

大動脈瘤人工血管置換術後　＋　吐血・下血　→　大動脈腸管瘻

（出題：横江正道）

CASE 19　昏睡状態で発見・・・　★★★

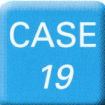

患者 70歳　男性
主訴 昏睡

現病歴
　昨日から自宅に連絡がとれなくなり家族が駆け付けたところ自室の床において昏睡状態でいるのを発見された．尿，便失禁が認められる．家族が救急車を要請した．

既往歴　特になし

身体所見

> 意識：JCS Ⅲ-300　体温：37.0℃　脈拍：120回/分　血圧：180/100 mmHg
> 呼吸：24回/分　酸素飽和度：97%（room air）

眼瞼結膜：貧血（−）黄染（−）　　肺野：呼吸音清　左右差（−）
心音：不整（−）雑音（−）　　腹部：軟，圧痛（−）
四肢：浮腫（−）チアノーゼ（−）
神経所見：眼球が時おり右に偏位し，右方向の眼振が生じる．四肢の痙攣（−）

検査所見
血液検査：異常なし
頭部CT検査：多発性の陳旧性脳梗塞のみ

経　過
　血圧上昇，頻脈を間欠的に繰り返し，それは間欠的な眼球偏位と一致していた．

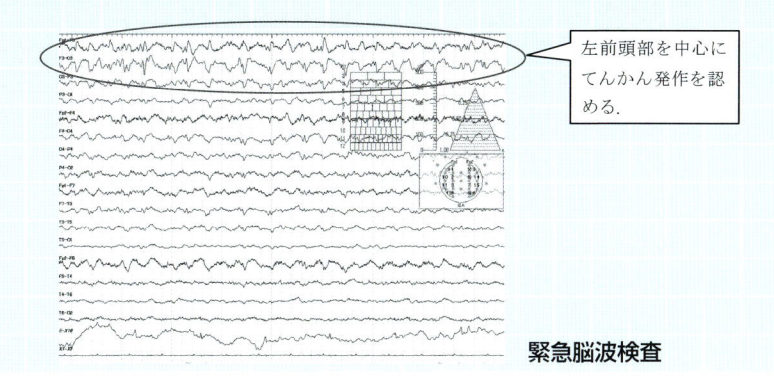

左前頭部を中心にてんかん発作を認める．

緊急脳波検査

Question
① 診断は？　② どのように治療しますか？

解答は40ページ

CASE 20 自宅で失神・・・ ★

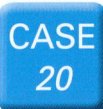

患者 87歳　女性
主訴 意識消失発作

現病歴
　長男との2人暮らし．昨日午後5時までは元気だったが，その後の状況は不明．今朝9時にホームヘルパーが訪問した際，意識レベルが悪い患者を発見．

既往歴
　意識消失発作（2年前），脳梗塞（10年前），高血圧（45年前～）内服薬：＜1日量＞ラシックス®1T，アムロジン®1T，ラニラピッド®1T，バイアスピリン®1T，ロルカム®（NSAIDs）3T，抗アレルギー薬，消化管運動賦活薬，胃粘膜保護剤，鉄剤

身体所見

意識：来院時は清明　体温：36.2℃　心拍数：53/分　血圧：173/81 mmHg
呼吸：15回/分　酸素飽和度：98%（room air）

　心音を含む身体所見に異常なし

血液検査
　異常なし

胸部X線写真
　異常なし

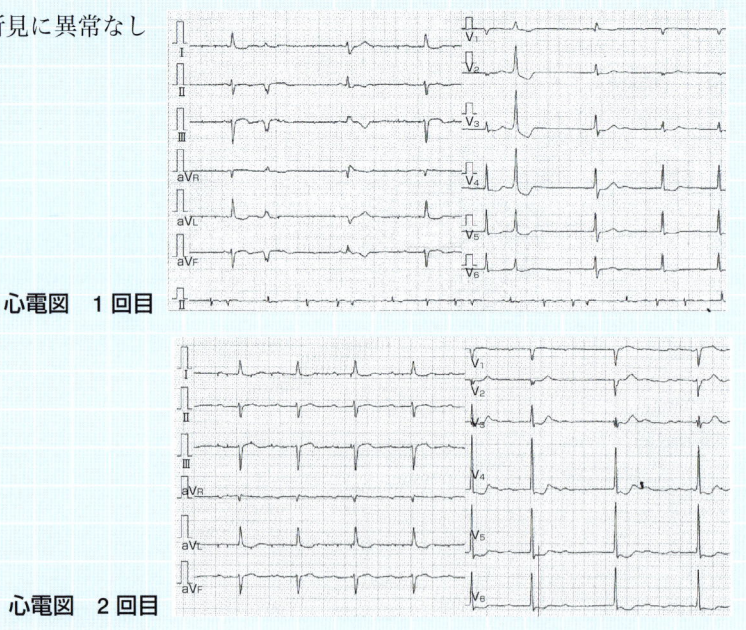

心電図　1回目

心電図　2回目

Question
①どのような検査をオーダーすべきか？　②可能性の高い診断は？

解答は41ページ

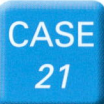

CASE 21 虫垂炎の疑いと診断された・・・ ★

患者 57歳　女性
主訴 発熱，腹痛

現病歴
　2日前から発熱あり（2日前が最も高く38.0℃）．昨日朝から腹部全体がシクシクと持続的に痛むため，夜間にERを受診．「虫垂炎の疑い」と診断され，第一世代セフェムとH$_2$受容体拮抗薬の点滴を受けた．本日は腹痛なし．今朝，軟便あり．黒色便（−）
　3日前に胃のバリウム検査を受けてから調子が悪いように思う．6日前（5月下旬）に友人と，お湯で軽く表面を熱しただけの鶏肉（湯引き）や砂肝（鶏の胃袋の一部）の刺身を食べた．

既往歴
　片頭痛，緊張型頭痛

アレルギー
　金属アレルギー（コバルト，ニッケル）

身体所見
　意識：清明　体温：37.1℃　心拍数：79/分　血圧：95/63 mmHg
　呼吸：17回/分

全身状態は良好．腹部に圧痛なし

検査所見
　血液検査：CRP 2.2 mg/dL　以外は異常なし
　腹部CT（単純）：大腸，小腸に軽度の浮腫を認める

Question
可能性が高い疾患は？

解答は42ページ

Answer

CASE 19 頭部 CT 検査では多発性の陳旧性脳梗塞を皮質と白質に認めたが，今回の昏睡の原因になるものは同定できなかった．脳波検査をしたところ左半球起源の頻発するてんかん発作が確認され，てんかん発作の活動と一致して眼球の偏位が認められた．非けいれん性てんかん重積発作と診断された．

〔最終診断〕非けいれん性てんかん重積発作
nonconvulsive status epilepticus：NCSE

　非けいれん性発作は ICU 入院昏睡患者の 9〜30％を占めると言われているが，本邦では脳波読影のできる医師が神経内科医にも少なく診断されない場合が多い．脳血管障害，アルコール依存症，てんかん症候群患者における抗てんかん薬のコンプライアンス不良，リチウムなどの薬剤を服用している場合にみられるが，はっきりと原因が同定できない場合もある．また，けいれん性重積発作を治療した後に非けいれん性重積発作に移行している場合もある．
　今回は眼球の間欠的な偏位のみであったが，偏位の反対側にてんかん発作を引き起こす焦点があると考えられる．脳出血などでは同側に向かって持続的な偏位を認めることが多い．てんかん重積発作と同様の治療を行うが，診断の効果判定が難しい．今回は眼球の偏位を基準に考えるが，理想的には脳波を記録しながら，てんかん波の活動が消失することを確認しなければならない．

Snap Diagnosis

突然の昏睡 ＋ 尿/便失禁 ＋ 眼球の発作性の偏位
→ 非けいれん性てんかん重積発作

（出題：河合　真）

Answer

CASE 20 心電図では徐脈，左軸偏位，左脚前枝ブロック，Ⅰ度房室ブロック，aV_Lと V_{2-5}に陰性T波を認める．ジギタリス以外にもたくさんの内服薬を服用している高齢者（polypharmacy），V_{4-6}でみられる盆状降下に注目し，ジギタリス血中濃度を測定したところ 1.9（基準値 0.9～2.0）であった．

「な～んだ…ジギタリス中毒じゃないのか」→いやいや有効血中濃度でもジギタリス中毒を起こすことがある（Tintinalli's Emergency Medicine, 7th ed：1262, 2011）．

〔最終診断〕ジギタリス中毒　digitalis toxicity

ジギタリスの薬理機序は①心筋細胞膜の Na-K-ATPase を阻害し Na ポンプを障害→②細胞内の Na 濃度が高まる→③Na-Ca 交換により Na が細胞外に出され Ca が細胞内に取り込まれることにより心筋収縮力の増強を起こす．

ジギタリス中毒における最も初期の症状は嘔気・嘔吐といった消化器症状である．症状が進行すると，めまい，頭痛，失神，けいれんが起こる．ありとあらゆる不整脈が起こるが多いのはさまざまなブロックを伴う心房頻拍，VPC，AV ブロック，SVPC である．

誘因として低 K 血症，低 Mg 血症，高 Ca 血症，高齢者，腎機能低下，肝機能障害，甲状腺機能低下症，COPD，薬剤相互作用（キニジン，プロカインアミド，β ブロッカー，Ca 拮抗薬，アミオダロン，スピロノラクトン，インドメサシン，クラリスロマイシンは毒性を増強）がある．この患者さんも Ca 拮抗薬（アムロジン®）を内服していた．

Snap Diagnosis

ジギタリス内服中の高齢者 ＋ 心電図で盆状降下/AV ブロックを含む不整脈 → ジギタリス中毒を考える

（出題：山中克郎）

Answer

CASE 21

〔最終診断〕カンピロバクター感染症　Campilobacter infection

　便培養から *Campilobacter jejuni* が検出された．カンピロバクターは細菌性食中毒の中では最も多い原因菌で5〜6月に感染のピークがある．潜伏期は比較的長く2〜11日間，症状は下痢，血便，腹痛，発熱である．1/3のケースでは高熱，悪寒，全身痛，めまいが消化器症状に先行する（UptoDate. Clinical manifestations, diagnosis and treatment of Campylobacter infection, 2011）．エルシニアと同様，回腸末端炎や回盲部のリンパ節炎を起こすため虫垂炎とよく誤診される．

　鶏肉はカンピロバクターに高率に汚染されている．4℃の低温保存や湯にさっと通したくらいでは菌は死なない．生の鶏肉を調理したまな板や包丁を，洗剤洗浄後に70℃以上の湯で滅菌することなくサラダなどを調理することで感染は広がる．

　グラム染色ではカモメの形をした細長いグラム陰性桿菌が認められる．腸炎完治10日後にギランバレー症候群を発症することがある．多くは自然治癒し抗菌薬は必要ないが，重症例ではニューキノロン耐性が増加しているため，アジスロマイシン1日500 mg 分1，3日間が選択される．

Snap Diagnosis

　発熱 ＋ 腹痛 ＋ 加熱が十分でない鶏肉摂食
　→ カンピロバクター感染症

（出題：山中克郎・北啓一朗）

CASE 22　突然，息が苦しくなった・・・　★

患者　24歳　男性
主訴　胸痛，息が苦しい

現病歴
　本日，仕事のため10 kgの荷物を何度か運んでいるとき，突然胸痛と息苦しさを感じた．

既往歴
　小児喘息（小3まで発作あり）

生活歴
　たばこ 10本/日×4年間

身体所見

> 意識：清明　体温：36.9℃　脈拍：68回/分
> 血圧：112/72 mmHg　酸素飽和度：89％（room air）

　肺：両肺野に喘鳴（＋）　　心音：雑音（－）整
　四肢：浮腫（－）チアノーゼ（－）バチ指（－）

心電図　正常

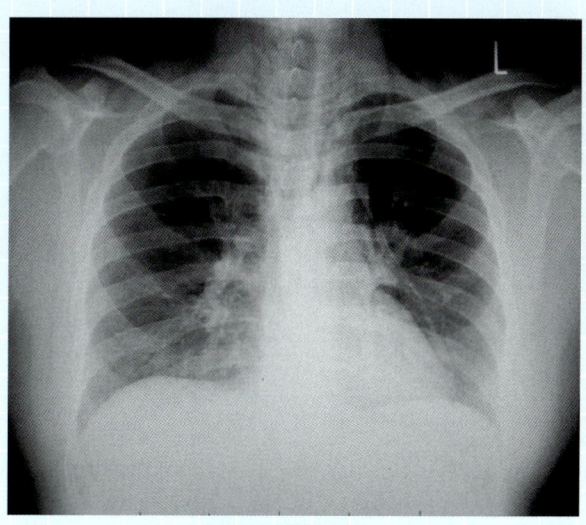

胸部X線写真

Question

一発診断でお願いします

解答は46ページ

CASE 23 排尿時のプツプツ音・・・ ★★★

患者 62歳 男性
主訴 排尿時にプツプツした音が混じる

現病歴
4カ月前から排尿時にプツプツした音が混じるのに気づき近医を受診した．前立腺肥大症と診断され内服治療を受けたが改善しなかった．紹介された泌尿器科では尿路感染症と言われ抗菌薬を2週間内服したが症状がまだ続くため，午後11：50にERを受診した．

既往歴　特になし
身体所見

意識：清明　体温：37.1℃　脈拍：98回/分　血圧：160/100 mmHg
呼吸：12回/分

左下腹部に腫瘤を触れる

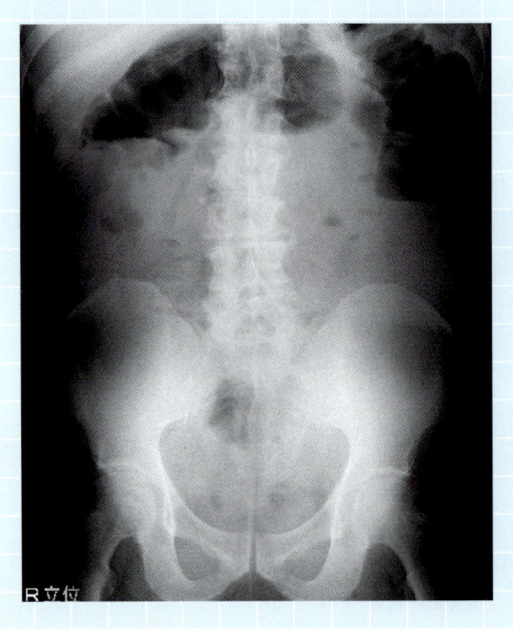

腹部X線写真（立位）

① 「排尿時にプツプツした音が混じる」という訴えは何を意味するのか？
② その原因は？

解答は47ページ

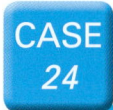

CASE 24　5年前からの眼瞼発赤・・・　★★

患者　27歳　女性
主訴　両眼瞼がかゆい

現病歴
　5年前から時々両眼瞼が赤くなり痒くなる．いろいろな皮膚科を受診している．ステロイド外用薬を塗布するとよくなっていたが，1カ月前からは外用薬の効果がなくなってきた．

既往歴
　特になし．

薬剤歴
　4週間前からミノマイシン®を処方され内服している．

職業
　10年前から化粧品販売員．

アレルギー
　ピアス，ネックレスを身につけるとかぶれることがある．

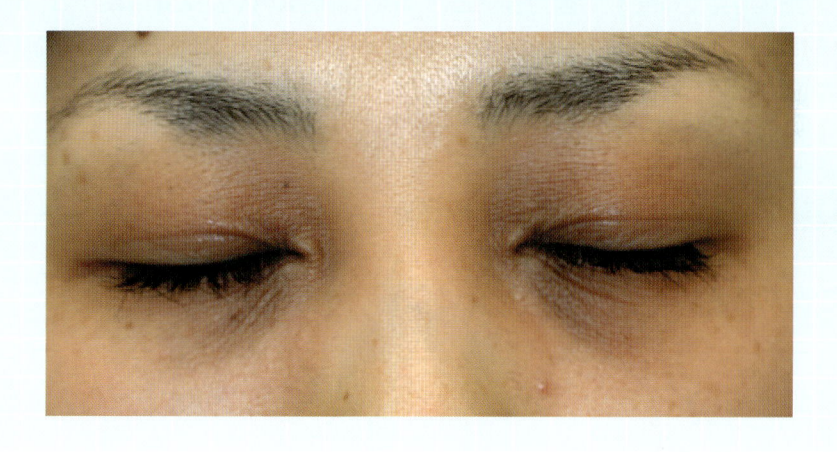

Question

診断は？

解答は48ページ

Answer

CASE 22 胸部 X 線写真をよく観察すると，心左側に平行して通常ではみられないラインがみられる．また，気管の左側にも透過性が高い部分がみられる．縦隔気腫が疑われたため胸部 CT を施行した．

〔最終診断〕縦隔気腫　mediastinal emphysema

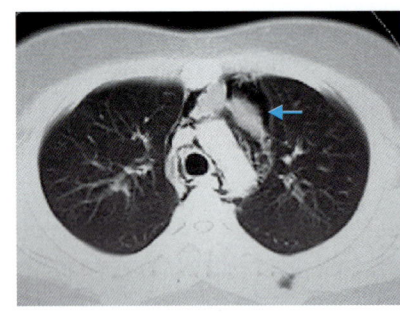

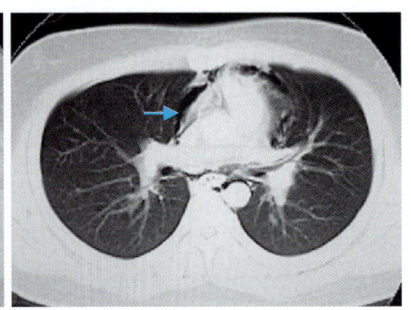

縦隔気腫は①縦隔方向へ肺胞が破れる，②食道，気管（気管支）の損傷，③頸部か腹部から縦隔内に空気が侵入することにより起こる．症状として，ひどい前胸部痛，頸部/上肢への放散痛があり，身体所見では皮下気腫，Hamman's sign（縦隔気腫や左気胸において，左側臥位で聴取される心拍に一致した心収縮中期クリック音）が有名である（Harrison's Internal Medicine, 18th ed：2182, 2012）．

Snap Diagnosis

突然の息苦しさ ＋ 心臓左縁に二重ライン → 縦隔気腫

（出題：山中克郎）

Answer

CASE 23 腹部骨盤部 CT では膀胱内に free air を認める．患者の「排尿時にプツプツした音が混じる」という訴えは気尿 pneumaturia と判断した．

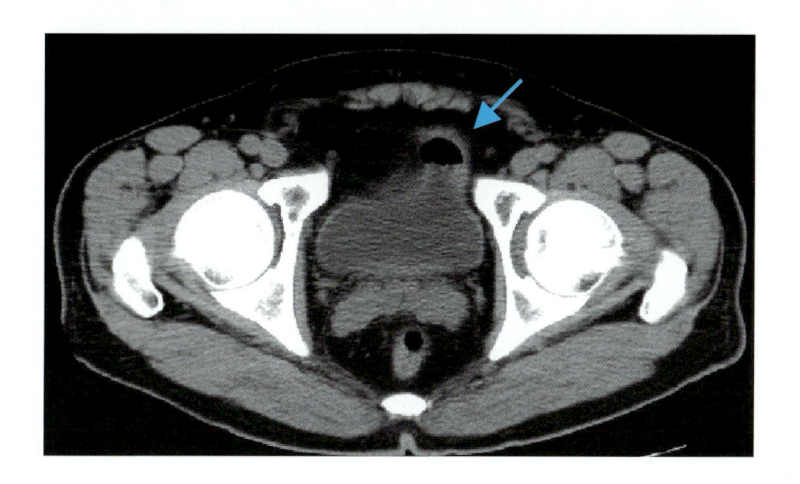

本症例は S 状結腸癌に合併した S 状結腸膀胱瘻と腸閉塞であった．結腸膀胱瘻の症状は，気尿（77％），排尿障害（45％），尿路感染症（45％），頻尿（45％），糞尿（排尿時に便が排出される）（36％）であり，その原疾患には憩室炎，膀胱癌，結腸癌，クローン病がある．

もっと詳しく結腸膀胱瘻について学びたい人は eMedicine. Enterovesical fistula, 2009 (http://emedicine.medscape.com/article/442000-overview) を読むとよい．

〔最終診断〕結腸膀胱瘻　colovesical fistula

Snap Diagnosis

排尿時にプツプツした音が混じる　→　気尿

（出題：丸井伸行）

Answer

CASE 24 接触性皮膚炎は刺激（たとえば口唇をなめる）やアレルギー反応（漆，ニッケル，ラテックス，マニキュア，マニキュア除光液，香水，皮膚外用薬に含まれる安定剤・抗菌薬，NSAIDs外用薬，消毒薬）による皮膚の炎症である．マニキュアや除光液による接触性皮膚炎は，うっかりとした接触で眼瞼部に起こることがある．

治療は，①爪の手入れの後はしっかりと手洗いをし，眼瞼部への刺激をできるだけ避けること，②ステロイド外用薬（クリームではなく軟膏のほうが刺激が少ない）である．

〔最終診断〕接触性皮膚炎　contact dermatitis

Snap Diagnosis

眼瞼部に起こる皮膚炎 → マニキュアによる接触性皮膚炎

（出題：山中克郎）

Pearls of wisdom

　非ステロイド系消炎外用薬であるアンダーム®による接触性皮膚炎はかなり頻度が高い．抗菌薬が入っていると何となく良い気がして処方してしまう．リンデロンVG®軟膏などに含まれる抗菌薬が接触性皮膚炎の原因となることも多い（皮膚科直伝，皮膚のトラブル解決法，150，2007）．

　7日前に処方されたアンダーム®クリームが原因と考えられた，左前腕の接触性皮膚炎（アンダーム®は2010年5月販売中止となった）

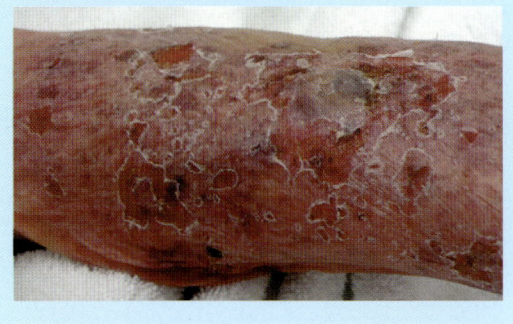

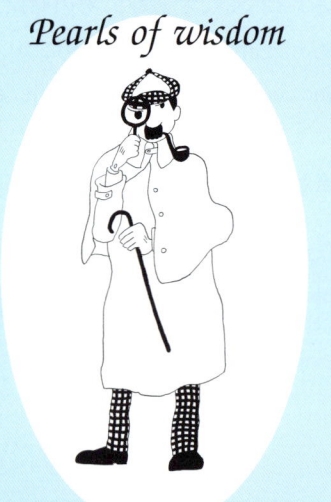

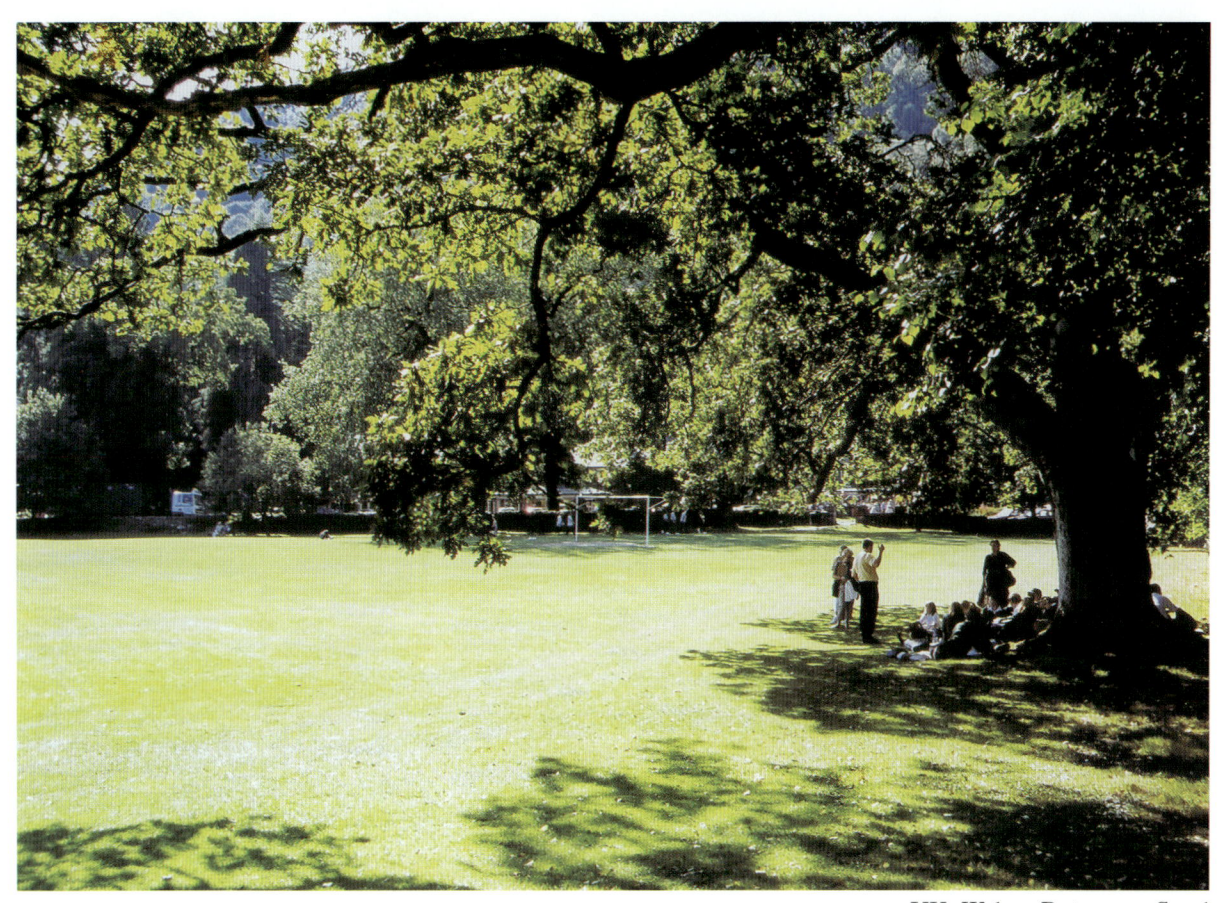

UK, Wales, Betws-y-Coed

努力する人は希望を語り、
努力しない人は不満を語る。

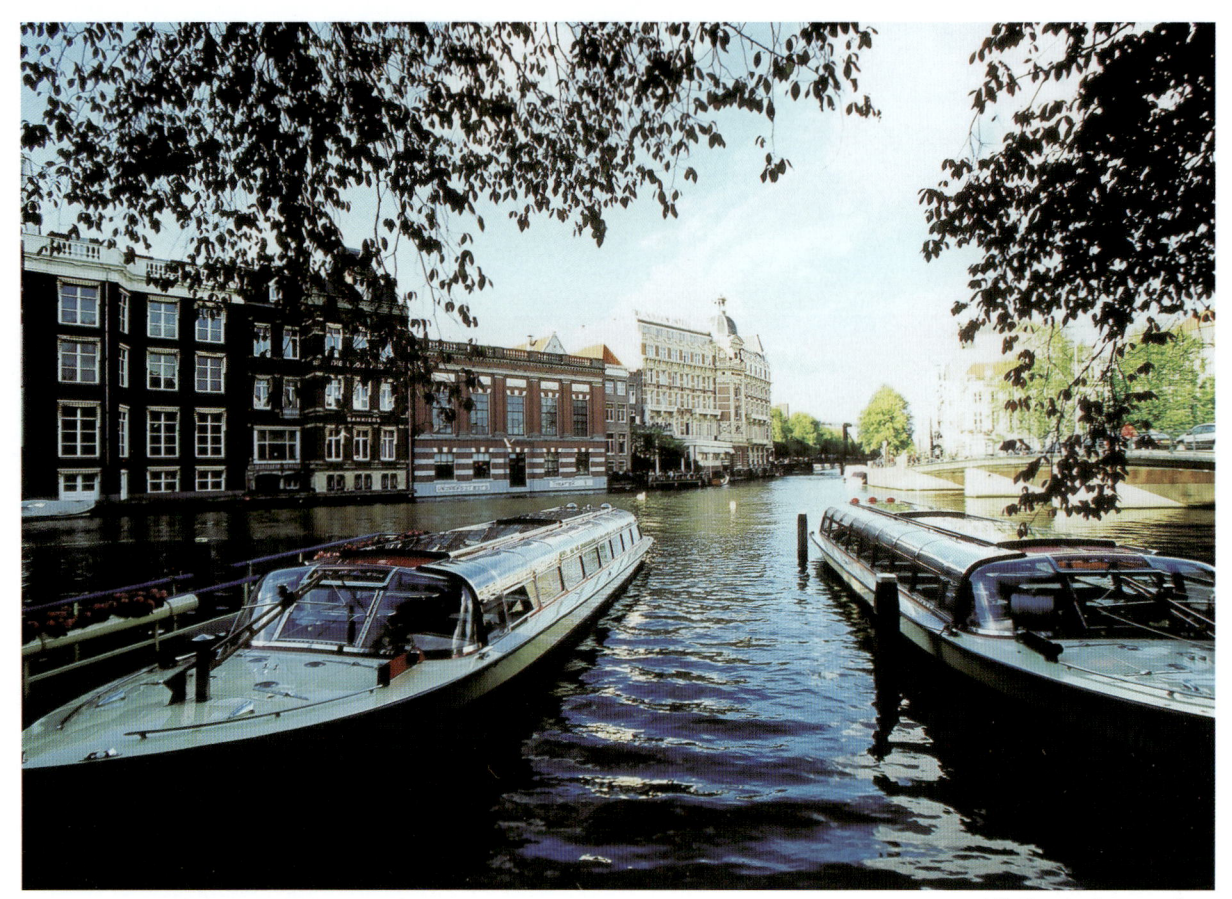

Holland, Amsterdam

走り続けているときは、
目に入らない風景がある。
人生をゆっくり歩く。
その時はじめて気づく風景がある。

CASE 25 夕食後に失神・・・ ★

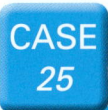

患者 71歳　男性
主訴 失神

現病歴
　夕方までは調子が良かった．18時頃，ビール1,000 mLを飲みながら夕食を食べた．食後に食卓から立ち上がり5歩くらい歩いたところ，突然1分間の失神を起こした．倒れる前にフワッとする感じがして，少し気持ちが悪かった．痙攣（－）

既往歴
　電話をかけていて，失神を起こしたことが1年前にもある

内服薬
　なし

生活歴
　たばこ：14年前に禁煙
　酒：ビール350 mL＋焼酎1杯/日

身体所見

> 意識：清明　体温：35.3℃　心拍数：91/分　血圧：126/63 mmHg
> 呼吸：28回/分　酸素飽和度：98％（room air）

　他の身体所見に異常なし

血液検査
　異常なし

心電図
　Ⅰ度AVブロックあり，ST-T変化（－）

心電図モニター
　不整脈（－）

心エコー
　左心収縮力は良好，asynergy（－），左室肥大（－），AS（－）

Question
この病歴から最も疑われる失神の原因と診断に必要な検査は？

解答は54ページ

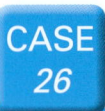

CASE 26　40℃台の発熱と紅斑・・・　★★★

患者　46歳　女性
主訴　発熱，皮疹

現病歴
　2年前に関節リウマチと診断され，近医でプレドニゾロン（プレドニン®）5 mg/日が処方されていた．来院1カ月前より両手関節の腫脹・疼痛が増強しサラゾスルファピリジン（アザルフィジン®）1,000 mg/分2が開始された．来院1週間前より40℃台の発熱とともに全身に粟粒大の紅斑が出現．近医にて入院し精査加療するも改善が認められずERに紹介された．

既往歴
　関節リウマチ

内服薬
　上記以外にはなし

身体所見
　意識：清明　体温：40.8℃　脈拍：110回/分　血圧：120/60 mmHg
　呼吸：20回/分

　眼球結膜：軽度充血，黄染（−）　咽頭発赤・扁桃腫大（−）
　頸部：1〜1.5 cm大の圧痛を伴うリンパ節を両側浅頸
　　　・深頸・後頸部に触知
　胸部：呼吸音清，心音整・頻脈（＋）
　腹部：平坦・軟，脾臓1横指触知
　四肢：浮腫（−）
　皮膚：顔・胸腹部・背部・両上肢に癒合傾向の強い
　　　粟粒大の紅斑

検査所見
　採血検査にて肝・腎機能障害，好酸球・異型リンパ球増多を認めた．

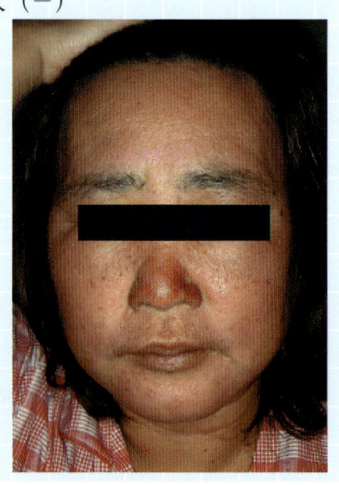

Question
①まず行うことは？　②重症薬疹の分類は？

解答は55ページ

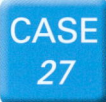

CASE 27 抗菌薬内服後も続く発熱・・・ ★

患者 33歳　女性
主訴 発熱，左腰痛

現病歴
　起床時に左腰痛を自覚した．同日夜に38℃台の発熱あり．翌日に近医を受診し「風邪」と診断されジスロマック®を投薬された．その後も38.5℃の発熱が持続，3日間経っても改善がないため紹介受診となった．

既往歴
　特になし

身体所見
　意識：清明　体温：38.5℃　脈拍：84回/分　血圧：106/56 mmHg
　呼吸：14回/分　酸素飽和度：97%（room air）

眼瞼結膜：貧血（−）黄疸（−），咽喉頭発赤（−），頸部リンパ節腫脹（−）
肺野：呼吸音清　左右差（−）
心音：心雑音（−）
腹部：平坦かつ軟，圧痛（−）筋性防御（−）
四肢：浮腫（−）両手関節に軽い関節痛あるが，他覚的に異常所見（−）

検査所見
WBC 1,600/μL（Neut 60%），Hb 12.9 g/dL，Plt 8.7万/μL，Alb 4.2 g/dL，T.bil 0.3 mg/dL，AST 27 IU/L，ALT 47 IU/L，LDH 190 mg/dL，Glu 82 mg/dL，BUN 9.1 mg/dL，Cr 0.46 mg/dL，Na 135 mEq/L，K 3.9 mEq/L，Cl 104 mEq/L，CRP 0.4 mg/dL
　入院後，顔面を除く全身にレース様皮疹が出現した．

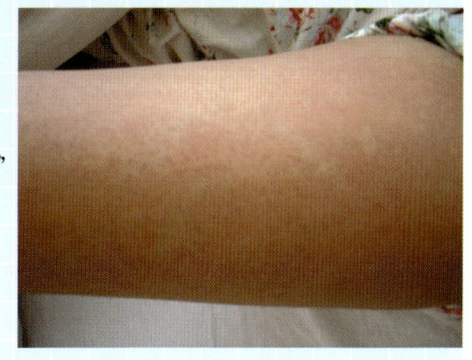

幼稚園へ通う子供がいて最近発熱したという病歴が得られた．
最も考えられる診断は？

解答は56ページ

Answer

CASE 25 高齢者が酒を飲みながら食事を取った後，立ち上がってすぐ生じた失神である．飲酒，食事は起立性低血圧を起こしやすくする．必要な検査は立位での血圧測定である．

血圧再検
- 臥位　血圧：111/52 mmHg　心拍数：97/分
- 立位　立位1分後から「気持ちが悪い」と訴えあり
　　　　血圧：64/52 mmHg　心拍数：63/分

〔最終診断〕起立性低血圧　orthostatic hypotension

　生理食塩水の点滴を全開にして，すぐに臥位になってもらうと，血圧は110台に回復し症状は消失した．消化管出血を否定するため直腸診を行ったが，グアヤック検査（−）であった．立位では下肢に500〜1,000 mLの血液が貯留する．起立性低血圧の定義は，立位2〜5分以内に次の基準のいずれかを満たすことである．1）収縮期血圧が≧20 mmHg低下，2）拡張期血圧が≧10 mmHg低下，3）ふらつき，めまいの症状がある．頻度は＞65歳では20％に認められるが，症状があるのはたった2％である．

　症状はめまい，ふらつき，失神，倦怠感，嘔気，頭痛，認知力低下である．循環血液量の20％を失う出血でも起こる．食後低血圧，薬剤性（利尿薬，降圧薬，抗うつ薬），アルコールが原因のこともある．鑑別診断として糖尿病，パーキンソン症候群，アミロイドーシス，シェーグレン症候群がある．対処法は，①症状が出たらすぐに座る，②水分をしっかり取る，塩分を少し取る，③ゆっくり立ち上がる，④食事は一度にたくさん食べない（特に炭水化物），⑤頭部を10〜20度挙上して眠ることである（NEJM 358：615, 2008）．

Snap Diagnosis

高齢者が飲酒後，食事後に立ち上がり失神　→　起立性低血圧

（出題：山中克郎）

Answer

CASE 26 典型薬サラゾスルファピリジン内服後であること，全身症状が出現していることから重症薬疹の中でも薬剤性過敏症症候群（drug-induced hypersensitivity syndrome：DIHS）を疑い，ただちに被疑薬を中止してプレドニゾロン 60 mg/日投与で治療開始した．

　診断基準の一つであるヒトヘルペスウイルス 6 型（HHV-6）IgG 抗体価は 160 倍（入院第 5 病日）から 2,560 倍（第 25 病日）に上昇しており HHV-6 の再活性化が証明された．

〔最終診断〕薬剤性過敏症症候群　drug-induced hypersensitivity syndrome

　重症薬疹の分類として Stevens-Johnson 症候群や中毒性表皮壊死症に加え，DIHS も重要である．DIHS はサルファ剤・抗けいれん薬（カルバマゼピン，フェニトイン，バルプロ酸ナトリウム，ゾニサミド）・アロプリノール・ミノサイクリン・メキシレチンといった限られた薬剤の服用 2〜6 週後に発症する．全身性の紅斑→紅皮症，肝・腎障害，全身のリンパ節腫大，好酸球・異型リンパ球増多という所見が特徴的である（UpToDate. Drug allergy：classification and clinical features, 2011）．

Snap Diagnosis

特定の薬剤使用後の皮疹　＋　発熱　→　薬剤性過敏症症候群（DIHS）

（出題：井口光孝）

Answer

CASE 27 パルボウイルス B19 IgM 抗体が陽性であった.

〔最終診断〕パルボウイルス B19 感染症　parvovirus B19 infection

　パルボウイルス B19 感染症は，幼少時にかかると頬が真っ赤になり「りんご病」（伝染性紅斑）と言われるが，多くの成人感染では顔面皮疹は出ない．成人での症状は感染 4〜14 日後の発熱，筋肉痛，頭痛と，感染 16〜26 日後に起こるレース様皮疹と関節痛（手，肘，膝，足）が特徴的である（Harrison's Principles of Internal Medicine. 17th ed：1114, 2008）．発熱がおさまってきた頃に貧血や血小板の低下が著明となる．

　なお，パルボウイルス B19 IgM 抗体の保険適用は，原則的には妊婦にのみである．妊婦以外の患者に調べると査定される場合がある．

> **Snap Diagnosis**
>
> 幼稚園・小学生の子供を持つ若い母親の発熱 ＋ 関節痛 ＋ レース状皮疹 → パルボウイルス感染症

（出題：横江正道・野口善令）

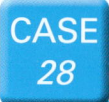

CASE 28 下肢関節痛，そして熱・・・ ★★★

患者 29歳　男性
主訴 発熱，右膝関節痛，腰痛

現病歴
　3週間前に1週間続いた結膜炎のため近医（眼科）に通院していた．2週間前から寝ているときや朝方，強い腰痛がある．10日前から右膝関節痛と腫脹あり．
　数日前から，左足や肩の痛み，発熱を伴うようになったためERを受診した．

既往歴・家族歴
　特記すべきことなし

身体所見

意識：清明　体温：38.3℃　心拍数：103/分
血圧：130/73 mmHg　呼吸：18回/分

眼球結膜：充血（－）
咽頭：下口唇内側と歯肉に無痛性アフタ（＋）（図1）
頸部：リンパ節腫脹（－）
胸部：呼吸音清，心音整　雑音（－）
腹部：平坦軟　圧痛（－）肝脾腫（－）
背部：右仙腸関節直上に圧痛（＋）
右膝関節：発赤軽度（＋）腫脹（＋＋）熱感（＋）圧痛（＋）屈曲110°まで
左第3趾MTP関節：腫脹（＋）熱感（＋）圧痛（＋）発赤（－）（図2）

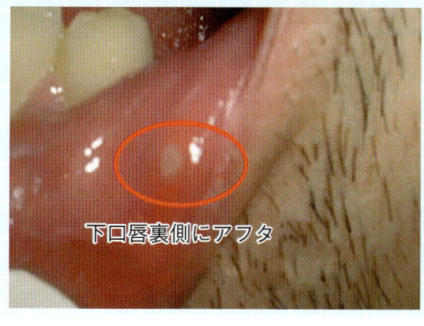

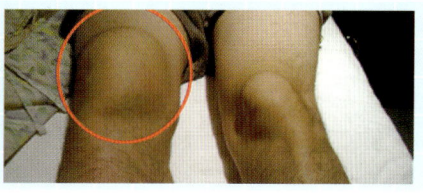

図1　下口唇裏側にアフタ
図2

Question
①診断は？　②さらに必要な病歴と検査は？

解答は60ページ

CASE 29　下腹部痛そして発熱・・・　★

患者　21歳　女性
主訴　発熱，腹痛

現病歴

9日前に右下腹部痛あり．近医（婦人科）で「右卵巣に水が溜まっている」と言われたが2〜3日で軽快した．3日前から再び同様の右下腹部痛あり．少量の性器出血もあった．2日前は39.7℃の発熱あり．今日は歩行時の振動が下腹部に響く．

最終月経：35日前から，いつもと同じような量・期間だった．
月経周期：約30日
妊娠の可能性：ない（でも，避妊はしていない）

既往歴　なし

身体所見

意識：清明　体温：37.6℃　脈拍：114回/分　血圧：124/70 mmHg
呼吸：19回/分　酸素飽和度：98%（room air）

眼瞼結膜：貧血（−）
腹部：両下腹部に圧痛（＋）Tapping pain（＋）平坦/軟　肝脾腫（−）腫瘤（−）

検査所見

WBC 25,800/μL（Seg 83%, Lym 10%, Mo 6%, Eo 0.3%），Hb 11.9 g/dL，Plt 32.5万/μL，CRP 17.3 mg/dL，妊娠反応（−）

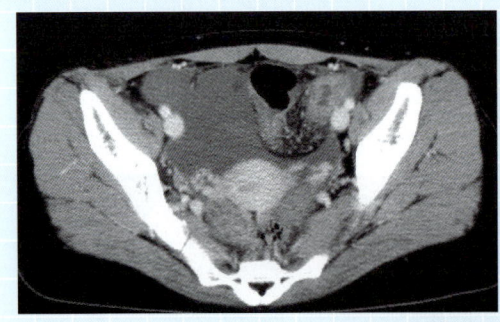

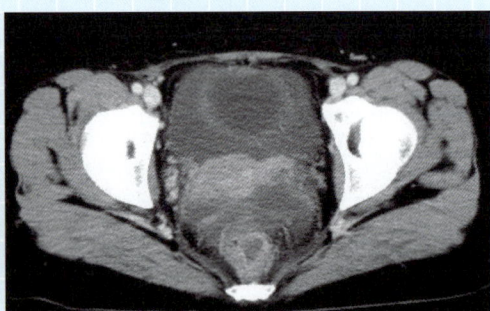

腹部　造影CT

Question

聞きにくいけど，聞きたいことはありませんか？

解答は61ページ

CASE 30 感冒症状の増悪・・・ ★

患者 74歳　女性
主訴 発熱，胸痛

現病歴
5日前37℃台の発熱，鼻汁，咽頭痛，咳が出現．症状は徐々に悪化．3日前からは食事も十分摂れなくなった．2日前には38.5℃の発熱あり，近医にて抗菌薬が処方された．症状は改善せず来院．夜間に仰臥位で悪化する胸痛を自覚したという．

検査所見
CK 762 IU/L，CK-MB 76 IU/L，BNP 683 pg/mL．
心囊水と心筋壁の肥厚を認める．

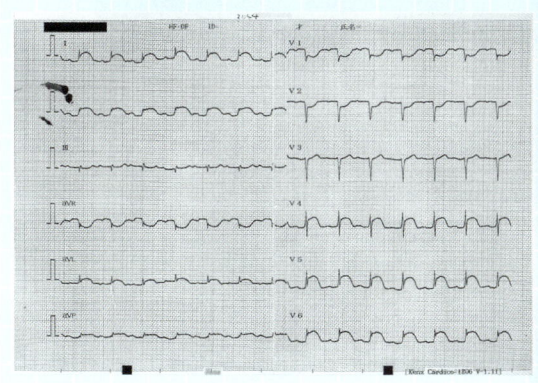

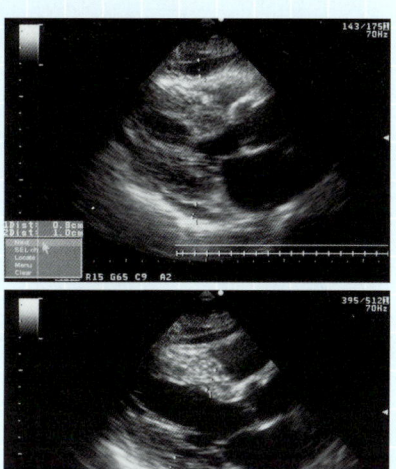

Question
可能性が高い診断は？

解答は61ページ

Answer

CASE 28　仙腸関節を含む多関節炎で，発熱，結膜炎，無痛性口内炎を伴うことより反応性関節炎を考慮する．反応性関節炎自体は対症療法のみで 2〜6 カ月でおさまる疾患であるが，性感染症や細菌性腸炎などの疾患を契機に発症するためにその診断と治療を忘れないことが大事である．

　本症例ではクラミジア尿道炎を合併していた（尿のクラミジア PCR 陽性）．パートナーの治療も必要である．後日，アキレス腱炎や亀頭炎などの症状が発症している．

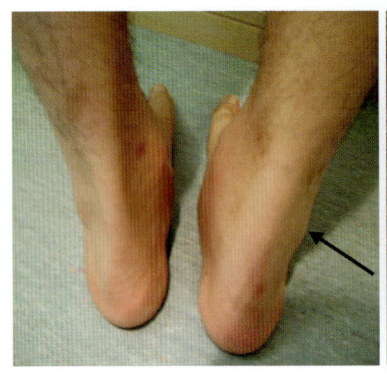

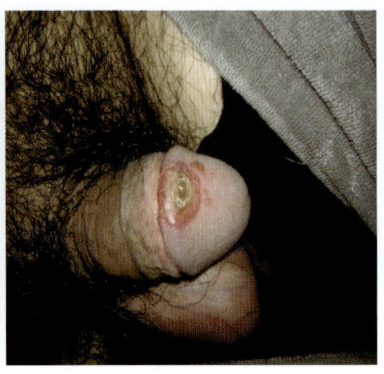

〔最終診断〕反応性関節炎　reactive arthritis

Snap Diagnosis

結膜炎 ＋ 無痛性口内炎 ＋ 下肢の非対称性関節炎 ＋ 仙腸関節炎
→ 反応性関節炎

（出題：渥美宗久・藤田芳郎）

Answer

CASE 29 最近の性行為について聞いたところ，最初の腹痛出現前夜（以後は性行為なし）とのことであった．排卵日や黄体期と重なると性行為は卵巣出血の誘引となる．不特定多数との性行為はなく，月経中の性行為（骨盤腹膜炎のリスクを高める）はないとのことであった．卵巣出血を疑い婦人科をコンサルトし，ダグラス窩穿刺が施行された．淡血性の腹水を採取．

腹水培養：陰性，尿 DNA 検査：クラミジア（−）淋菌（−）であったが，症状/所見からは骨盤内腹膜炎も疑われる．

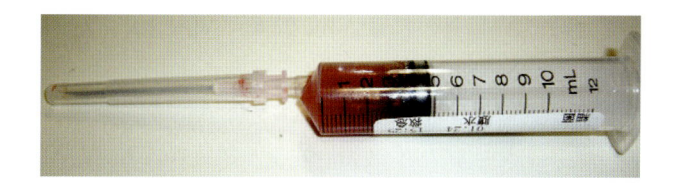

〔最終診断〕卵巣出血　ovarian bleeding

Snap Diagnosis

若い女性の下腹部痛 ＋ 排卵日近くの性行為 → 卵巣出血

（出題：山中克郎）

CASE 30

〔最終診断〕急性心膜炎（心筋炎）　pericarditis（myocarditis）

　心膜炎と心筋炎は両者の間に厳密な一線を引くことはできない．心膜炎のST上昇は心膜に由来するものではなく，心外膜直下の心筋の炎症によるものである．心筋炎は心膜炎に比べて，心筋の障害がより広範であり，収縮不全を伴いより重症化しやすい．ST上昇も心膜炎はおとなしく（＜0.4 mV），心筋炎では著しい．本症例は心筋炎寄りの心電図変化であり（Ⅰ度房室ブロックも認める），心筋逸脱酵素も上昇している．心膜炎では心タンポナーデに注意が必要である．

Answer

　感冒症状の先行は大事なキーワードである．食欲不振，嘔気・嘔吐，下痢などの消化器症状が先行することもある．胸痛は心膜刺激により起こり，呼吸性に変化し，座位で改善し仰臥位で増悪するのが特徴で，僧帽筋稜に放散することがある．心筋梗塞に比べれば余裕のある胸痛．心膜摩擦音の感度は低いが，特異度はほぼ100%とされ，呼吸を止めさせ，前屈位で聴診器の膜面をしっかりと胸骨左縁に押し付けて聴取する．

　心膜炎の心電図変化には4つのステージがある．
①最初の数時間～数日間にみられる広範なST上昇（典型的には凹型）．aV_R，V_1ではreciprocalなST低下がみられる．またaV_R以外の誘導でPR低下，aV_RでPR上昇が認められることがある（感度は低いが，特異度は高い）．
②ST部分およびPR部分が正常化する．
③ST部分が正常に戻ったあとで広範なT波の陰転化が認められる．ただしこのステージは認められない場合もある．
④正常な心電図に戻るかT波の陰転化が持続する．

　本症例でも同様な変化が認められている．②で見逃さないように注意する必要がある．

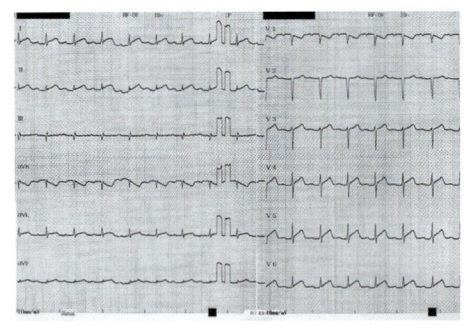

4日後：ST部分がほぼ正常化している．

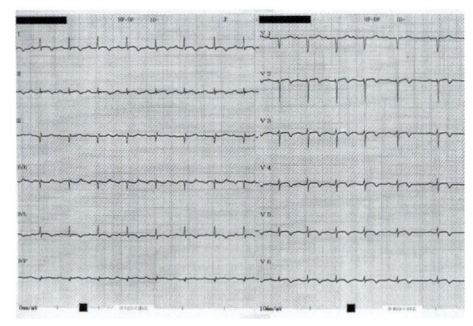

さらに7日後：広範なT波の陰転化が認められている．

参考文献
1) UptoDate. Clinical presentation and diagnostic evaluation of acute pericarditis, 2011

Snap Diagnosis

感冒症状 ＋ ストレス ＋ 臥位で増悪する胸痛 ＋ 全誘導でのST上昇 → 心膜炎

（出題：鈴木　純）

CASE 31 悪寒戦慄が続いている・・・ ★★

患者 77歳 男性
主訴 悪寒戦慄，臀部・背部痛

現病歴
　本日午前，腰痛のために近医整形外科にて仙骨硬膜外ブロックを受けた．16時頃より寒気があり早めに就寝したが，22時頃より臀部痛が悪化．23時には失禁とふるえがあり救急搬送となった．搬送直前から悪寒戦慄が続いている．

既往歴
　間質性肺炎のため在宅酸素療法中，糖尿病，閉塞性動脈硬化症，陳旧性肺結核

内服薬
　プレドニゾロン 25 mg とシクロホスファミド 50 mg

身体所見

意識：清明　体温：39.3℃　心拍数 130/分　血圧：150/100 mmHg
呼吸：35回/分　酸素飽和度：90％（経鼻 2 L/分）

頭頸部：異状なし
胸部：吸気時に fine crackles（＋），心雑音判断困難
腹部：平坦，軟　圧痛（－）
背部：背部〜臀部に紅斑あり，脊柱叩打痛（－）　肋骨脊柱角叩打痛：両側（－）
四肢：左臀部〜大腿前面に紫斑（＋）　右下腿にも紫斑（＋）ともに圧痛強い．

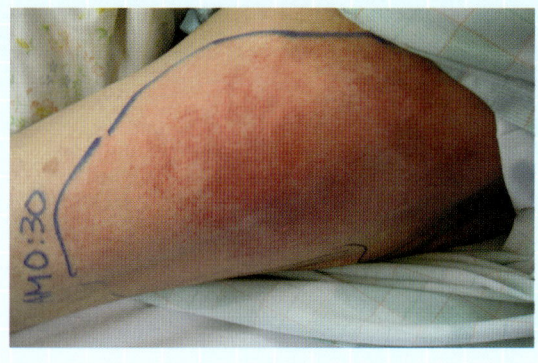

左大腿外側の写真
圧迫で消退しない，紫斑/激痛を伴う

Question
①診断は？　②蜂窩織炎との違いは？

解答は66ページ

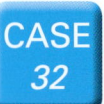

CASE 32　歩くと左下腹部に響く・・・

患者　42歳　男性
主訴　左下腹部痛，前胸部痛

現病歴
　昨日朝から食欲がなく，左下腹部痛と前胸部痛あり．痛みは持続的．大きく息を吸うと左上腹部が痛くなる．歩行による振動が左下腹部に響く．体動時に息苦しさ（＋）胃酸のこみ上げ（＋）黒色便（−）

既往歴
　逆流性食道炎，脂質異常症

社会歴
　酒（機会飲酒），たばこ（−）

身体所見
　意識：清明　体温：37.4℃　脈拍：147回/分　血圧：138/88 mmHg
　呼吸：18回/分　酸素飽和度：95%（room air）

　肥満あり（身長 165 cm，体重 88 kg BMI＝32）
　腹部：軟，左下腹部に圧痛（＋）

検査所見
　血液検査：WBC 11,200/μL, Hb 15.9 g/dL, Plt 18.7万/μL, Alb 4.4 g/dL, T.bil 1.6 mg/dL, AST 34 IU/L, ALT 70 IU/L, γ-GTP 199 mg/dL, アミラーゼ 76 IU/L, Cr 0.69 mg/dL, 血糖 261 mg/dL, LDL-コレステロール 203 mg/dL, 中性脂肪 1484 mg/dL
　心電図：洞性頻脈

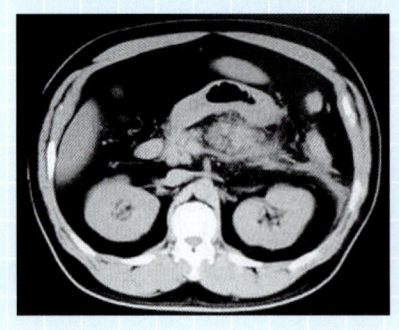

腹部 CT（単純）

Question
①診断は？　②原因は？

解答は 67 ページ

CASE 33 深夜から心窩部痛・・・

患者 51歳 男性
主訴 心窩部痛

現病歴
昨晩深夜よりひどい心窩部痛あり．昨日は送別会があり，料亭で飲食した．

既往歴
検診で高血圧症，高脂血症，脂肪肝を指摘されるも放置．

身体所見

意識：清明 体温：36.5℃ 脈拍：76回/分 血圧：142/96 mmHg
呼吸：18回/分 酸素飽和度：98%（room air）

全身状態は良好．
直腸診：腫瘤（−）痔核（−）グアヤック反応（−）．
心窩部に軽度圧痛あるが，反跳痛なし．

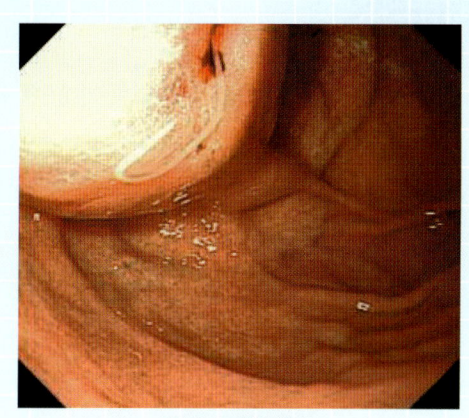

胃内視鏡所見

Question

診断は？

解答は68ページ

Answer

CASE 31 ただちに紅斑，紫斑の部位をマーキングし，血液培養を施行した．セフトリアキソン，クリンダマイシン，バンコマイシンを開始し整形外科にコンサルトした．疼痛も強く紅斑，紫斑も拡大傾向のため，壊死性筋膜炎と診断し緊急デブリドマンを施行した．翌日，血液培養2セットからG群溶連菌が検出された．

〔最終診断〕壊死性筋膜炎　necrotizing fasciitis

　壊死性筋膜炎は蜂窩織炎と比較し，浅筋膜より深い組織に急速に進展する感染症である．非常にまれではあるが，その進行速度は速く死亡率も高い．術後や糖尿病患者に起こり好気性菌と嫌気性菌との混合感染，ガス発生を伴うことがあるType I と，A群β溶連菌により起こり急速に進展し，半数でトキシックショック症候群を起こすType II がある（UptoDate. Necrotizing infections of the skin and fascia, 2011）．

　壊死性筋膜炎の3徴は①局所の変化に対し痛みが非常に強い，②進行が速い，③皮膚が非常に湿潤である．その他，通常の蜂窩織炎の所見に加え，紫斑，水疱，血疱，皮膚壊死，ガス産生（握雪感やレントゲン写真でのガス像）が特徴的である．治療は，壊死組織の外科的切除，抗菌薬の大量投与，DIC，多臓器不全，ショックに対する全身管理が重要である．

Snap Diagnosis

急速に進行する紅斑紫斑 ＋ 激痛 → 壊死性筋膜炎

（出題：坪井重樹）

Answer

CASE 32

〔最終診断〕中性脂肪増加による急性膵炎　acute pancreatitis

　深呼吸で左上腹部に疼痛が生じる（胸膜刺激痛）ことと振動で腹部に響くとの病歴から，体性痛（腹膜炎や胸膜炎による痛み）を生じていることがわかる．腹部CT検査で膵尾部の腫脹とその周囲から左前腎筋膜（ゲロタ筋膜 Gerota's fascia）に及ぶ輝度上昇（dirty fat sign）があることから急性膵炎と診断した．

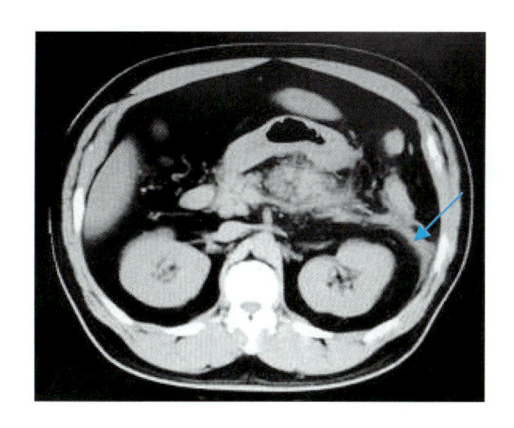

　本症例では血清アミラーゼの上昇は認めなかったが，尿アミラーゼは447 IU/L（基準値＜190），リパーゼ102 IU/L（基準値11-53）と上昇がみられた．リパーゼのほうがアミラーゼより感度，特異度が高い（アミラーゼ正常の膵炎は多い）．

　膵炎の原因として胆石（45％），アルコール（35％）が多いが，それ以外に薬剤，ウイルス感染（CMV, EB），ERCP，膵胆管合流異常，中性脂肪＞1,000 mg/dL がある（MKSAP 15, Gastroenterology and Hepatology：23, 2009）．

Snap Diagnosis

体性痛　＋　中性脂肪＞1,000 mg/dL　＋　膵尾部腫脹と膵周囲の輝度上昇　→　膵炎

（出題：山中克郎・北啓一朗）

Answer

CASE 33

〔最終診断〕胃アニサキス症　anisakiasis

　急性胃粘膜病変が疑われ，上部消化管内視鏡を施行した．胃穹窿部に粘膜の腫大，発赤を認め，接近すると頂部から白い虫体を認めた．よくお話を伺うと，料亭では新鮮な刺身（イカ，ハマチ，マグロなど）の盛り合わせを食べたとのこと．

　アニサキス症は通常日本人が生食する魚介類のほとんどで発症するので，魚の種類で否定はできない．アニサキスの穿入部位は90％以上が胃である．内視鏡で虫体を摘出すると症状は速やかに（嘘のように！）消失する．小腸に迷入するとしばしば腸閉塞の原因となる．

Snap Diagnosis

刺身摂食 ＋ 上腹部痛 ＋ 胃カメラで虫体を確認 → アニサキス症

（出題：山中克郎・北啓一朗）

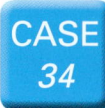

CASE 34　目が腫れてきた・・・　★★★

患者 56歳　男性
主訴 発熱，目が腫れた，傾眠

現病歴
　高血圧，糖尿病で近医通院中．半月前から37℃台の微熱・頭痛あり．徐々に食欲が低下し好きなビールも飲まなくなった．4日前，39℃の発熱あり．頭痛を訴え傾眠傾向．入院3日前は発熱が持続していたが稲刈りへ出かけた．帰宅後から両眼瞼に発赤・腫脹・圧痛あり．入院2日前から視野が狭く，物が二重にぼやけて見えると訴えるようになった．近医で抗菌薬を投与されたが改善なく当院に紹介受診となった．

既往歴
虫垂炎手術，十二指腸潰瘍

内服薬
レニベース®，オルメテック®

社会歴
酒（ビール大瓶2本/日），タバコ（30本/日×40年間）

身体所見
> 意識：GCS　E3V4M6　軽度不穏　体温：36.2℃　脈拍：60回/分
> 血圧：150/88 mmHg　呼吸：18回/分　酸素飽和度：95％（room air）

　頭頸部：項部硬直（−），眼瞼結膜 蒼白（−），充血あり，眼周囲に発赤あり，眼瞼浮腫あり・圧痛あり，副鼻腔 正常，耳 耳介牽引痛（−）・鼓膜 発赤（−），口腔内 う歯（−）
　脳神経：視野 右内側がやや狭い，瞳孔 2 mm 正円同大，直接対光反射 両側消失，眼球運動 右外転障害・左内転障害あり，構音 ラ行・パ行・ガ行で拙劣，その他の脳神経異常（−），協調運動 指鼻指試験 視野の下方で拙劣，膝踵試験 右でやや拙劣，回内回外試験 正常
　胸腹部：異常（−）
　四肢：不随意運動（−）
　眼底：縮瞳していて観察不可能
　腱反射 左右差なく正常，Babinski反射 両側陰性

検査所見
　血液検査：WBC 10,800/μL（桿状球8％，分葉核球74％，リンパ球14％），Hb 15.1 g/dL，

Plt 24 万/μL, AST 31 IU/L, BUN 12.5 mg/dL, Cre 0.72 mg/dL, Na 137 mEq/L, K 4.2 mEq/L, Glu 123 mg/dL, CRP 4.56 mg/dL, ESR 97 mm/時
　髄液検査：初圧 17 cmH₂O, 終圧 12 cmH₂O, 細胞数 96/μL（リンパ球 81％, 好中球 6％, 単球 9％）, 蛋白 58 mg/dL, 糖 90 mg/dL
　頭部 CT（造影）：出血なし, 占拠性病変なし
　脳 MRI（造影）：明らかな異常信号なし

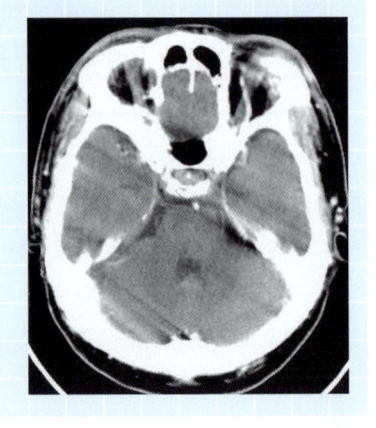

Question

診断は？

解答は 72 ページ

CASE 35　上腕三頭筋反射が誘発・・・　★★★

患者　80 歳　男性
主訴　頸部痛

現病歴

頸部痛と右上肢の巧緻運動障害で受診．腱反射では上腕二頭筋反射手技で二頭筋反射が誘発されずに，上腕三頭筋反射が誘発された．

Question

可能性の高い疾患は？

解答は 73 ページ

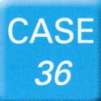

CASE 36　症状説明を聞き前胸部に違和感・・・　★★

患者 71歳　女性
主訴 前胸部違和感

現病歴
　昨日息子が緊急入院した．主治医からの病状説明のときから前胸部に違和感が出現．翌日には前胸部，両肩，背部の痛みとなった．痛みは労作にて増強，安静にて軽減．息子のお見舞いに来た際に主治医から循環器科受診を勧められた．

身体所見
　第4肋間胸骨左縁に収縮期雑音あり．

検査所見
　CK 372 U/L，CK-MB 30 IU/L　心エコー：心尖部の akinesis．

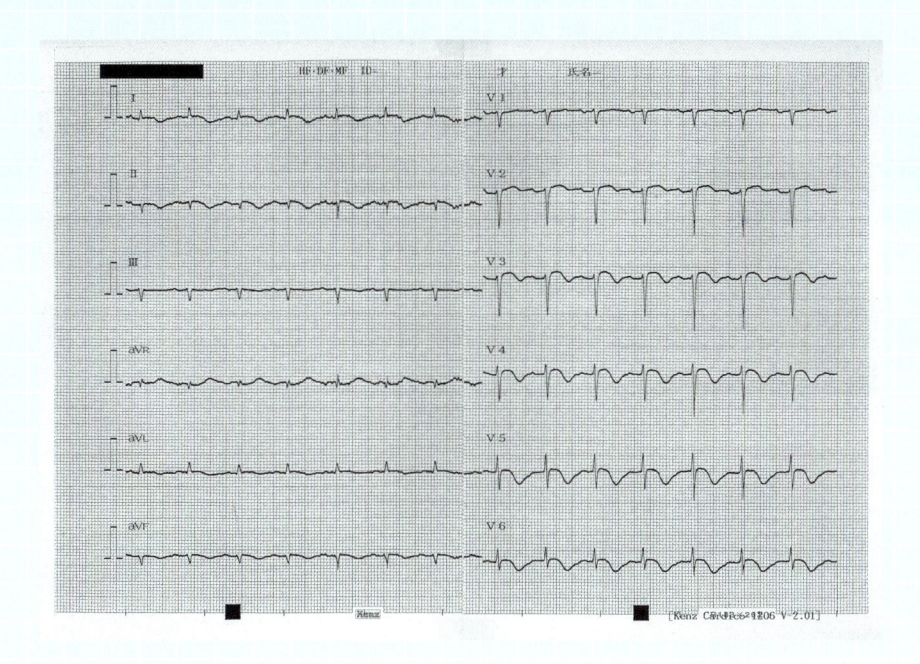

Question
可能性が高い疾患は？

解答は74ページ

Answer

CASE 34

〔最終診断〕海綿静脈洞血栓症　cavernous sinus thrombosis

　完全に「知っているか知らないかの世界」である．理論的には，解剖学的に両眼をつなぎ，かつ主に眼球運動を司る脳神経の異常をきたすのは海綿静脈洞での問題であるとわかれば診断には近づくが，やはり知らないと診断できない．

　多くの場合，感染症（菌血症）に伴って静脈洞血栓症を起こすことが原因である．頭蓋内静脈洞血栓症は他にも外側静脈洞・矢状洞でも起こるが，海綿静脈洞で血栓症を起こすと上記臨床症候を呈する．

　前医で抗菌薬投与されていたため，当院での血液培養は2セット陰性であったが，セフトリアキソン＋バンコマイシンを3週間点滴し完全回復に至った．起炎菌は黄色ブドウ球菌（60～70％），連鎖球菌属，グラム陰性桿菌，嫌気性菌（副鼻腔や中耳からの波及の場合）である．直接的な血栓の証明を画像的に行うことは不可能であったが，後日撮影した thin-slice 造影CT と比較して左上眼静脈の怒張が解除されていたことは，間接的所見として有用であることから確定診断とした．血栓については画像で診断を行うのが一般的である．古典的な方法は脳血管造影による血栓検索であるが，近年の技術進歩によって非侵襲的な thin-slice 造影CT や MRI/MRA によって置き換わってきている．脳静脈洞血栓症のレビュー（Q J Med 95：137, 2002）も参照いただきたい．

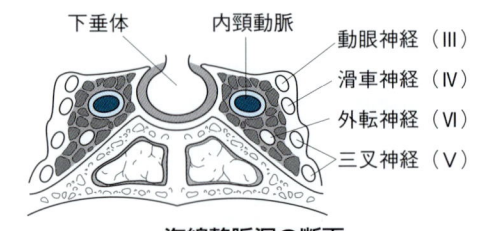

海綿静脈洞の断面

Snap Diagnosis

眼の腫脹/疼痛 ＋ 眼球運動障害 ＋ 視力障害 → 海綿静脈洞血栓症

（出題：伊藤裕司）

Answer

CASE 35

〔最終診断〕C5/6 の頸椎症性脊髄症　cervical spondylotic myelopathy

　反射の逆転（inverted reflex）が生じている．これは反射弓の障害により，拮抗筋による反射ないし障害反射弓より下位の反射が出現することであり，根・髄節障害部位診断に有用である．以下の 5D のうち特に 1），2），4）があると頸椎症性脊髄症の診断価値が高い．

頸椎症性脊髄症診断のための 5D

1) Discrete movement
   巧緻運動障害．ボタン掛けがしにくいなどの症状．
2) Delayed opening
   手指の開閉運動の遅れ．グーチョキパーがスローモーションのようにしかできない．1 本ずつの指折りはできるが，指開きができない．
3) Distant effect
   推定髄節障害よりも実際の感覚障害レベルが下方に出現する．横断性感覚障害が C4–T2 の髄節レベルを示さずに，その下方の T4–10 付近にとどまる例が 70% もある．また頸椎症の感覚障害は 50% が脊髄横断型，20% が脊髄半側障害型，10% が手袋靴下型を示す．
4) Discrepancy
   ある反射誘発手技で，その反射が出ずに，別のレベルの反射が出現する（inverted reflex）．頻度が多いのは C5/6 病変のとき二頭筋反射で指屈曲反射が，C7/8 病変のとき三頭筋反射の手技で指屈曲反射が出るパターン．
5) Discogenic pain
   椎間板障害レベルに対応する関連痛が障害する（される？）．

（臨床神経学の手引き，第 1 版：116, 1997）

Snap Diagnosis

上腕二頭筋反射手技で三頭筋反射が誘発　→　頸椎症性脊髄症

（出題：佐藤泰吾）

Answer

CASE 36

〔最終診断〕たこつぼ心筋症　takotsubo cardiomyopathy

　このエピソードだけでの診断は難しいが，ポイントは「息子の入院」である．たこつぼ心筋症は，<u>心尖部の収縮低下と代償性の心基部過収縮</u>を特徴とする心筋障害で，その独特の形態が「蛸壺（たこつぼ）」のようであるためその名がついている．高齢の女性に多い．精神的ストレスや身体的侵襲を契機とし，急性冠症候群と類似した胸痛，呼吸困難を呈するが，明らかな契機がない場合や症状のない場合もある．

　心電図変化は発症直後には<u>ST 上昇や異常 Q 波</u>がみられることがあり，その後，典型例では<u>広範な誘導で T 波が陰転</u>し，しだいに<u>陰性部分が深く</u>なり，<u>QT 延長</u>を伴う．心エコーや左室造影では心尖部を中心に広範な収縮低下を認め，<u>収縮期に心尖部がバルーン状に膨隆</u>する．心筋逸脱酵素の上昇は典型例では壁運動異常の範囲のわりに中等度以下にとどまる．機能的な流出路狭窄により圧較差，血流速度上昇，心雑音を認めることもある．

　冠動脈病変の除外のために冠動脈造影は必須である．予後良好な疾患とされており，死亡率は 0〜8％，1〜4 週間以内に正常の心機能に回復する．カテコラミン過多による非虚血性の心筋気絶（stunning）が原因という説がある．

参考文献
UptoDate. Stress-induced（takotsubo）cardiomyopathy, 2011

Snap Diagnosis

高齢女性 ＋ ストレス ＋ 胸痛 ＋ 陰性 T 波 ＋ 心尖部 akinesis
→ たこつぼ心筋症

（出題：鈴木　純）

CASE 37 膝関節痛と発熱・・・　★

患者 81歳　男性
主訴 左膝関節痛

現病歴
2週間前に左肘関節痛があったが，痛み止めですぐに軽快した．昨日の深夜転倒してから左膝関節腫脹を伴う関節痛あり．夕方からは発熱もあった．本日近医の検査でCRP 22だったため，ERに紹介受診となった．

既往歴
アルツハイマー病

身体所見
意識：清明　体温：38.6℃　脈拍：108回/分　血圧：149/61 mmHg
呼吸：20回/分　酸素飽和度：100％（room air）

左膝：腫脹（＋），熱感（＋），圧痛（＋）

検査所見
WBC 12,000/μL，CRP 23.9 mg/dL

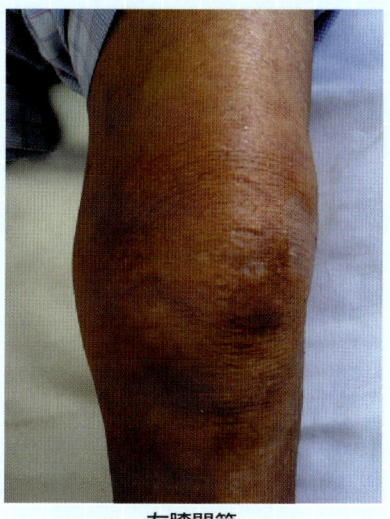

左膝関節 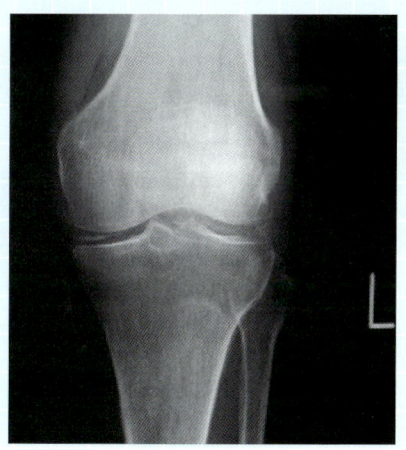　　　　　左膝関節X線

Question
①可能性の高い疾患は？　②確定診断に必要な検査は？

解答は78ページ

CASE 38　色素沈着を伴う下腿浮腫・・・　★

患者　63歳　男性
主訴　下肢が腫れた

慢性心不全の増悪のため来院．
両下腿には浮腫と色素沈着，潰瘍の痕がある．

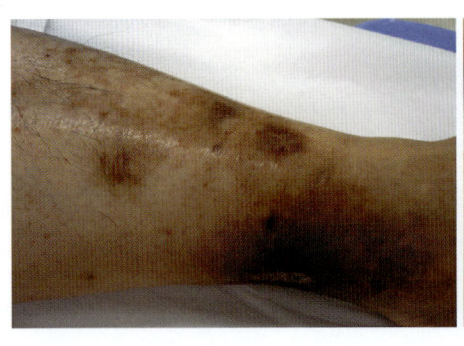

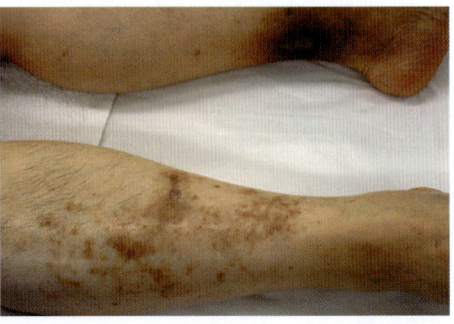

診断は？

解答は 79 ページ

CASE 39　左足が壊死・・・　★

患者　82歳　女性
主訴　左足壊死

施設に入所中．左足が壊死しているのを介護職員が発見し ER に搬送した．

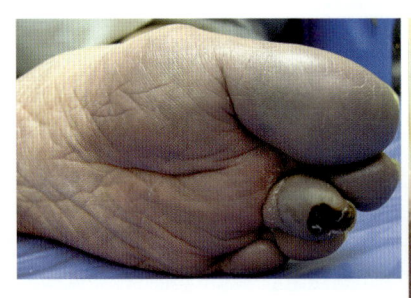

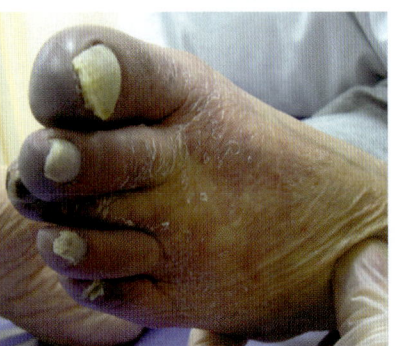

診断は？

解答は 79 ページ

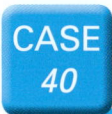

CASE 40　4日前から妄想あり・・・　★

患者　21歳　女性
主訴　妄想言動，発熱

現病歴
4日前から妄想言動があり，独語が増加．昨日，両親が精神病院を受診させた．急性精神障害と診断を受け，非定型抗精神病薬が処方された．本日になり傾眠傾向と38.0℃の発熱があり家族に連れられERを受診した．

既往歴
精神疾患も含め，特になし

社会歴
短大卒業後，現在はアルバイトをしている女性．

身体所見

意識：JCS Ⅲ-100　GCS E1V4M5　体温：37.8℃　脈拍：70回/分
血圧：118/65 mmHg　呼吸：20回/分　酸素飽和度：99%（room air）

頭頸部：瞳孔同大3 mm，対光反射正常
前頸部/後頸部リンパ節腫脹（−）　圧痛（−）　項部硬直（−）
胸部/腹部：異常なし
四肢/体幹：皮疹（−）
神経学的評価：指示動作に従わず意思疎通困難．独語あり．診察に抵抗する際には四肢を大きく動かし力も強い．明らかな麻痺（−），arm drop testで顔を避ける．下肢の膝立て保持可能．

Question
①診断は？　②診断に必要な検査と初期治療は？

解答は80ページ

Answer

CASE 37　高齢者の膝関節炎である．発熱があり炎症反応も高値である．X線写真では膝関節部の軟骨に石灰化がみられ，偽痛風を強く疑う．外傷，肺炎や心筋梗塞などの内科疾患は偽痛風の誘発因子であり，膝関節は偽痛風の好発部位である．肩，手関節，股関節痛を生じることもある．変形性関節症（OA）や関節リウマチ（RA）に似た症状を起こすことがある（リウマチ病診療ビジュアルテキスト：301, 2008）．

　鑑別診断として感染性関節炎，痛風がある．確定診断は関節穿刺でピロリン酸カルシウムの結晶を見つけることである．

〔最終診断〕偽痛風　pseudogout

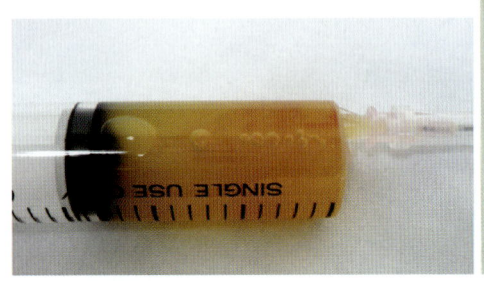

膝関節液：やや濁った淡黄色　WBC 9,000/μL（好中球86％）

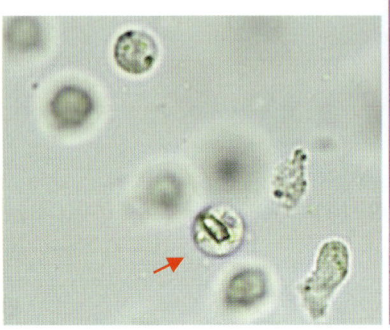

白血球に取り込まれたピロリン酸カルシウムの結晶

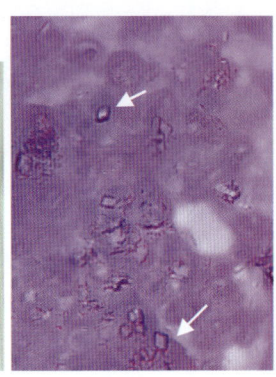

グラム染色は陰性だったが，菱形のピロリン酸カルシウムの結晶をたくさん認める

Snap Diagnosis

高齢者の膝関節痛 ＋ 炎症反応高値 ＋ 関節軟骨石灰化 → 偽痛風

（出題：山中克郎）

Answer

CASE 38 下腿潰瘍の原因として最も多い（＞90％）静脈不全である．症状は圧痛→浮腫，前脛部の色素沈着，うっ血性皮膚炎，下肢静脈瘤→潰瘍と進行する．深部静脈血栓症やうっ血性心不全のため表在静脈圧が高まることが原因である．下肢挙上，弾性ストッキング，潰瘍があればアスピリンは治療として有効であるが，利尿剤は効かない（Fitzpatrick's Dermatology in General Medicine, 7th ed：1680, 2008）．

〔最終診断〕静脈不全　venous insufficiency

Snap Diagnosis

下腿の浮腫　＋　前脛部の色素沈着　→　静脈不全

（出題：山中克郎）

CASE 39 足指にチアノーゼを認め一部に潰瘍を認める．blue toe syndrome である．中枢側の動脈壁や動脈瘤に由来するコレステロール，または血栓が四肢の動脈を閉塞することにより起こる．ひどい疼痛，指潰瘍，皮下出血，網状皮斑（livedo reticularis），紅斑がみられる．眼底には Hollenhorst 斑が認められる．

有効な治療法はない．抗血小板薬，ワルファリン，ステロイドの使用は controversial である（Braunwald's Heart Disease, 9th ed：1356, 2012）．

〔最終診断〕blue toe syndrome

Snap Diagnosis

足指のチアノーゼ　＋　潰瘍　→　blue toe syndrome

（出題：山中克郎）

Answer

CASE 40 髄液検査ではリンパ球優位の軽度の細胞数上昇あり，糖，蛋白は正常．

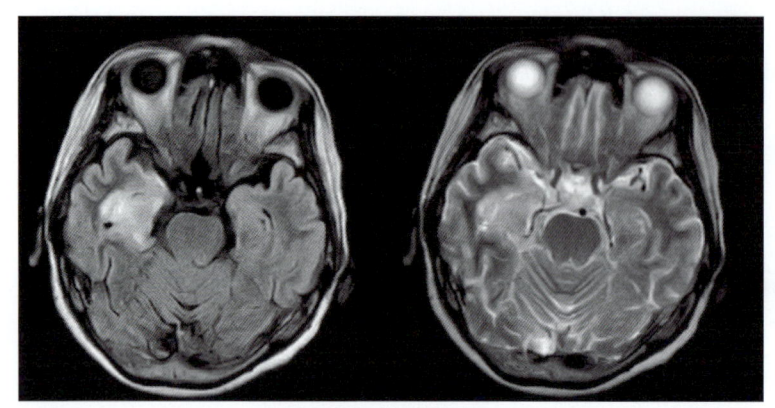

緊急 MRI（FLAIR，T2）

〔最終診断〕**単純ヘルペス脳炎　HSE：herpes simplex encephalitis**

　脳炎全体における HSE の割合は 5〜10％前後である．無治療の場合の死亡率 70％程度，早期のアシクロビル投与により生命予後，神経学的予後が大きく改善される．

　1 週間以内の経過で精神症状＋頭痛，発熱，痙攣などの症状を認める場合には脳炎を疑う．特に初発の精神症状では安易に精神疾患と診断しない．ヘルペス脳炎に対して有用な検査は①髄液 HSV-PCR（感度，特異度とも＞95％）②脳波（検出率 80％以上）③頭部 MRI（検出率 60〜70％）があるが緊急では困難である．髄液所見はウイルス性髄膜炎に似るか，正常のこともある．

　治療はアシクロビル 1 回 10 mg/kg を 1 日 3 回（高齢者は 7.5 mg/kg）14〜21 日間
　抗痙攣薬，マンニトール，グリセオールなどを必要に応じて使用する．副腎皮質ステロイドの有効性については国内，欧米ともに議論がある．アシクロビル投与開始後の髄液 HSV-PCR でも 7 日以内の検出率は 98％以上といわれている→髄液検査は後回しでもよい！　ヘルペス脳炎を疑ったら治療を開始する．

Snap Diagnosis

急性初発の精神症状 ＋ 発熱 → 脳炎などの中枢神経感染症

（出題：坪井重樹）

CASE 41 頭痛，眼瞼下垂，複視・・・ ★

> 患者 76歳 女性
> 主訴 複視，眼瞼下垂，気分不良

現病歴
1週間前から感冒症状，頭痛，左眼瞼下垂，複視が出現した．近医（眼科）を受診したが，視力低下はなく点眼薬を処方された．昨夜，頭痛があったがバファリン®を内服したら軽快した．今日は再び頭痛と気分不良が出現したためERを受診した．

既往歴
子宮筋腫手術

身体所見
意識：清明　体温：36.6℃　脈拍：74回/分　血圧：187/74 mmHg
呼吸：16回/分　酸素飽和度：98%（room air）

瞳孔：右3 mm/左4 mm，対光反射は左でやや鈍い．
項部硬直（－）　ケルニッヒ徴候（－）
脳神経：左第III脳神経以外は正常
左眼瞼下垂あり，眼球運動は左目で内方視がやや減弱

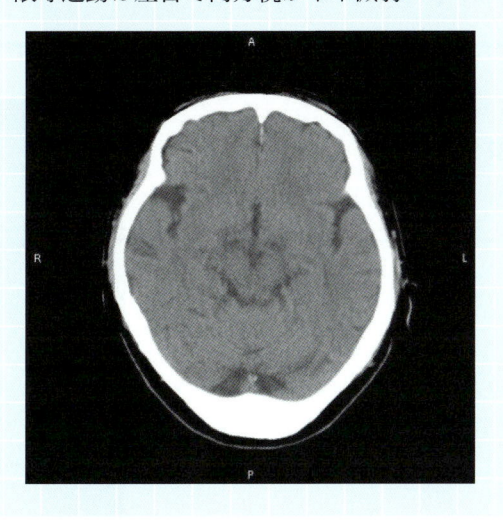

Question
①診断は？　②今後どのようなマネジメントが必要か？

解答は84ページ

CASE 42　この指は・・・

患者　51歳　男性
主訴　めまい，複視

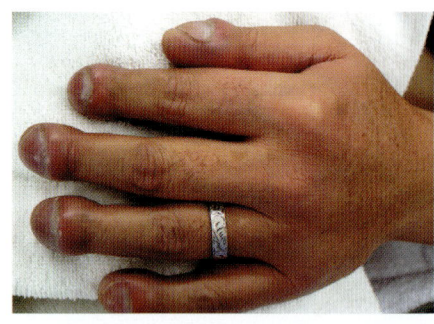

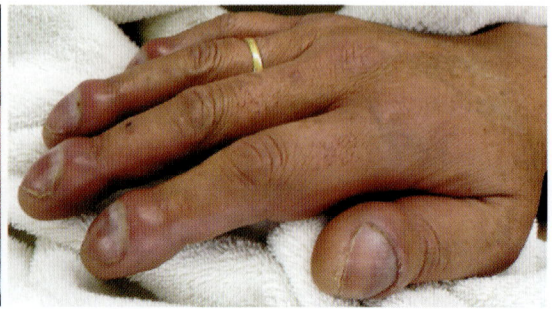

この身体所見から予想される病態は何か？

解答は85ページ

CASE 43　えっ，イレウスかな？・・・　★★★

患者　52歳　女性
主訴　慢性下痢

現病歴
逆流性食道炎のためプロトンポンプ阻害薬内服中の強皮症患者．1日10回以上の慢性下痢と腹部膨満感がある．腹痛は少しあるが，嘔気/嘔吐は全くない．

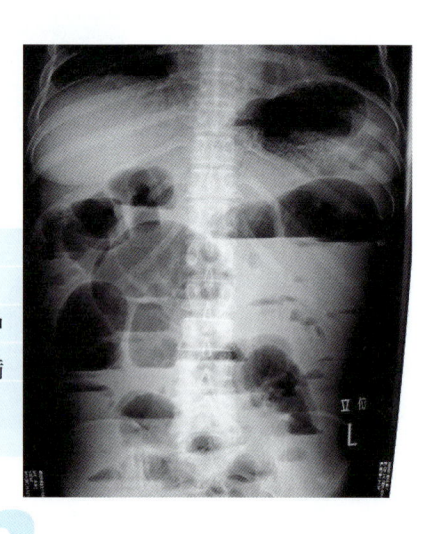

どのような病態を疑うか？

解答は85ページ

CASE 44 右肩甲骨〜腋窩の痛み・・・ ★

患者 72歳 男性
主訴 腋窩痛

現病歴
　2カ月前より右肩甲骨のあたりから腋窩にかけて疼痛出現．咳嗽時やゴルフの素振りの際に痛む．「傷口をえぐるような激しい痛み」と言う．

社会歴
　喫煙20本/日×52年（current-smorker）．半年で4kgの体重減少あり．

身体所見
　頸部リンパ節は触知しない．ばち指あり．

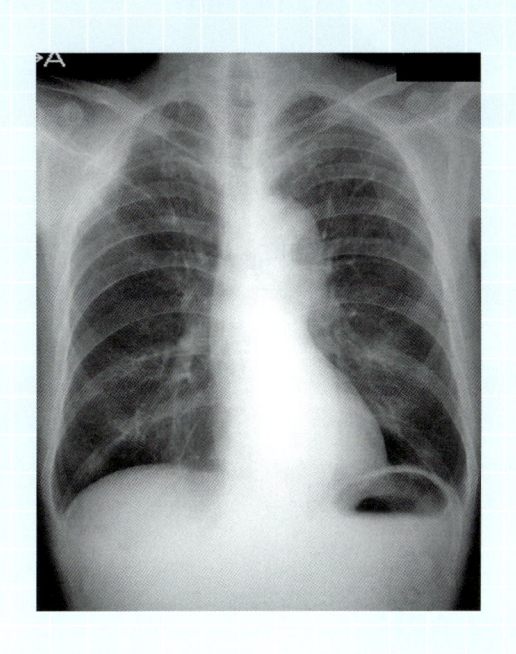

Question

どのような疾患を疑い，どの検査をオーダーするか？

解答は86ページ

Answer

CASE 41　軽度の左動眼神経麻痺と診断されたが，2日後に神経内科外来を受診するよう指示され帰宅となった．外来受診日の朝，起床30分後に頭痛を訴えて倒れたため救急車でERに搬送された．頭部CTでくも膜下出血と診断された．3D-CTAで左内頸動脈―後交通動脈瘤（以下IC-PC動脈瘤）が認められ，この脳動脈瘤がくも膜下出血の出血源と診断された（矢印）．

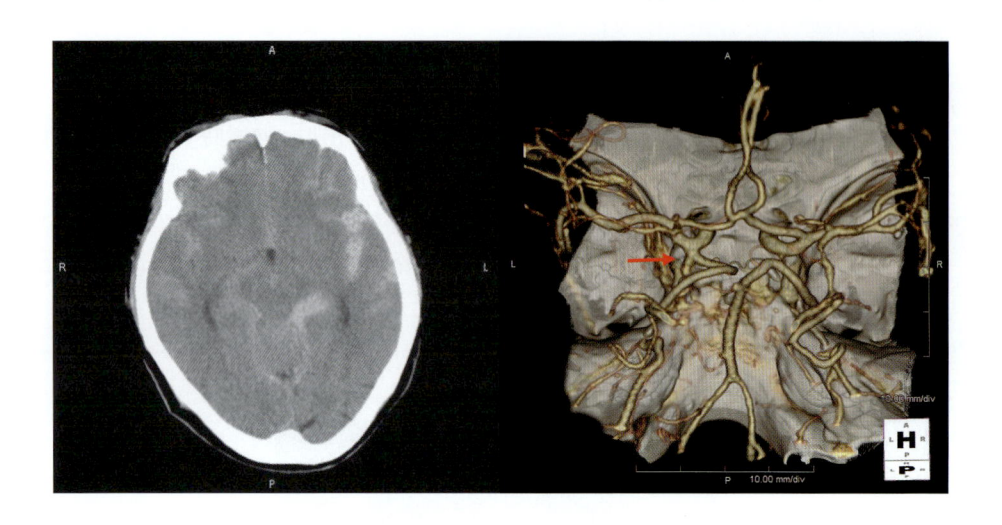

〔最終診断〕**左内頸動脈―後交通動脈瘤による左動眼神経麻痺**
oculomotor paralysis due to IC－PC aneurysm

　急に出現した片側の動眼神経麻痺では脳動脈瘤による動眼神経麻痺かどうかを見極める必要がある．初期症状としては散瞳が最も多い．動眼神経麻痺をきたす脳動脈瘤はIC-PC動脈瘤・末梢脳底動脈瘤・脳底動脈－上小脳動脈瘤が有名である．できるだけ早い時期に脳動脈瘤の処置をしなければならないため，診断すればただちに脳神経外科にコンサルトする必要がある．

Snap Diagnosis

急速に進行した眼瞼下垂 ＋ 複視 ＋ 頭痛 → 脳動脈瘤

（出題：伊藤祐一）

Answer

CASE 42

ばち指（clubbing）である．原因疾患は肺癌，肺線維症，チアノーゼを有する先天的心臓病，肝硬変，細菌性心内膜炎，炎症性腸疾患である．

通常，骨髄で作られた血小板由来増殖因子を含む大型血小板は，右心系循環に入り肺にひっかかって増殖因子は不活化される．①右-左シャント，②肺での動静脈瘻，③心臓弁における血小板付着があると，指尖の毛細血管に大型血小板が凝集する．そこから放出される増殖因子により指でのコラーゲン・平滑筋の増殖が起こり，ばち指を形成する（A J Med 118：1350, 2005）．

Snap Diagnosis

ばち指 → 右-左シャント，肺内シャント，心内膜炎の存在

（出題：山中克郎）

CASE 43

〔最終診断〕small bowel bacterial overgrowth

この病態は意外と多い．①H_2ブロッカー，PPI 使用，②糖尿病，強皮症，③狭窄による小腸拡張，④小腸憩室，⑤blind loop 作製，⑥回盲部切除術，⑦慢性膵炎，⑧肝硬変のうち 2 つ以上を有する高齢者では small bowel bacterial overgrowth の可能性を考えなければならない（MKSAP14 Gastroenterology and Hepatology：37, 2006）．下痢，腹部膨満感，鼓腸がよくある症状である．血清ビタミン B_{12} 値の低下（増殖した細菌による消費）と葉酸の上昇（細菌の産生による）が診断の手がかりとなることもある（MKSAP15, Gastroenterology and Hepatology：127, 2009）．キノロン系抗菌薬やユナシン®，オーグメンチン® を 5 日間投与して症状が軽快するかどうかをみる．

Snap Diagnosis

PPI 内服中 ＋ 強皮症 ＋ 慢性下痢
→ small bowel bacterial overgrowth

（出題：山中克郎・北啓一朗）

Answer

CASE 44

〔最終診断〕肺癌胸壁浸潤（扁平上皮癌） lung cancer

　体動時の痛みは胸壁疾患による痛みを考える．胸壁の痛み≒筋骨格系の痛みであり，整形外科疾患を想起するであろうが，良性疾患とは限らないので注意する．体重減少は癌を含めた消耗性疾患を鑑別に挙げるうえで重要な病歴である．肺および臓側胸膜には痛覚がないため，肺癌で疼痛がある場合には，壁側胸膜，胸壁，横隔膜，中枢気道，縦隔への浸潤や骨転移が考えられる．

　本症例の胸部 X 線では右上肺野の腫瘤影と第 2, 3 肋骨の欠損を認める．胸部 CT を示す．

　「慢性閉塞性肺疾患の患者でばち指が認められたら，胸部 CT スキャンを撮りなさい．肺癌の可能性がある」

　If a patient with chronic obstructive pulmonary disease develops finger clubbing, obtain a chest CT scan ; the patient may have developed lung cancer. Lawrence M. Tierney

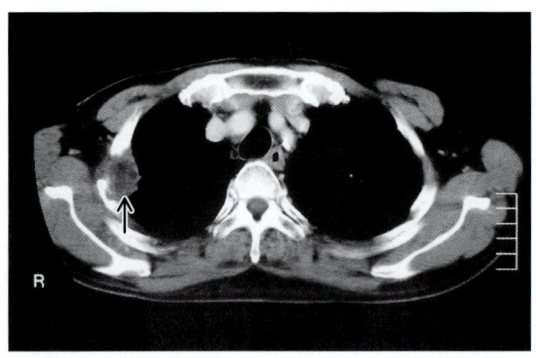

右上葉にみられる腫瘤が胸壁・肋骨へ浸潤している．

Snap Diagnosis

喫煙者 ＋ 体重減少 ＋ ばち指 → 肺癌

（出題：鈴木　純）

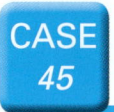

CASE 45 しびれが増悪・・・ ★★★

患者 46歳 女性
主訴 四肢のしびれ

現病歴
昨日の夕方より両手と顔のしびれあり．今朝は起床時から徐々に全身の痺れと倦怠感が増悪してきた．独歩で ER を受診．

既往歴
胃潰瘍（2年前）

身体所見
意識：清明 体温：36.5℃ 心拍数：81/分 血圧：110/77 mmHg
呼吸：13回/分 酸素飽和度：96%（room air）

身長 167 cm 体重 63.2 kg（3日前 66 kg）
眼瞼結膜：貧血（−） 舌乾燥（−）
頸部：甲状腺腫大（−）
胸部：心雑音（−），肺雑音（−）
腹部：平坦・軟 圧痛（−），肋骨脊柱角叩打痛：両側（−）
下肢：浮腫（−） 手：細かい振戦（+）
全身の皮膚に異常感覚（+） 皮疹（−） ツルゴール低下（−）
筋力低下（−）

検査所見
血液検査：BUN 23.1 mg/dL, Cr 1.4 mg/dL, Na 138 mEq/L, K 3.1 mEq/L, Cl 83 mEq/L,
静脈血ガス：pH 7.53, pCO_2 58 mmHg, HCO_3^- 48.5 mEq/L
尿生化学：U-Na 30 mEq/L, U-K 103 mEq/L, U-Cl 7 mEq/L

Question
代謝性アルカローシスの原因は？

解答は 90 ページ

CASE 46　腹痛と膝関節痛，皮疹あり・・・　★

患者　小学生（7歳，男児）
主訴　腹痛，膝関節痛

現病歴
　腹痛＋膝関節痛＋下肢紫斑で来院．

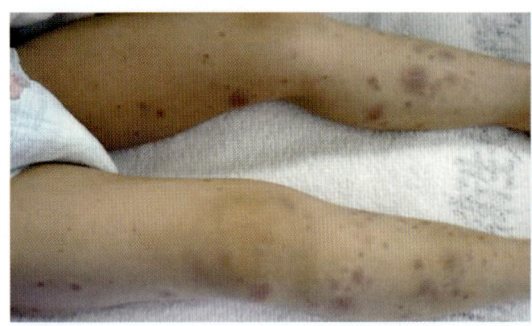

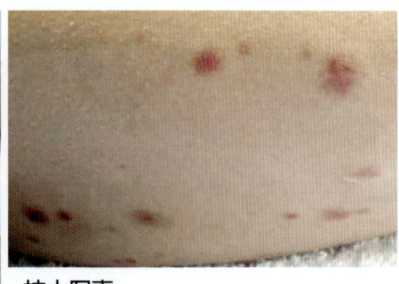

拡大写真

Question
診断は？

解答は91ページ

CASE 47　起床時から下腹部痛・・・　★

患者　17歳　男性
主訴　下腹部痛

現病歴
　起床時から突然の下腹部痛
身体所見
　片側睾丸に圧痛あり，挙睾筋反射なし．

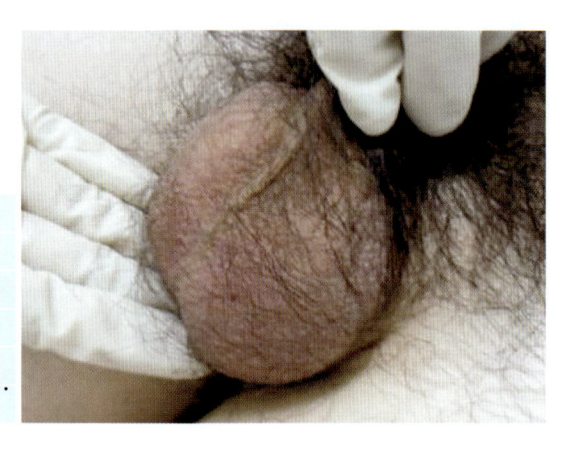

Question
疑われる疾患は何か？

解答は91ページ

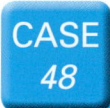

CASE 48 転倒し顔面を打撲・・・ ★★★

患者 65歳　女性
主訴 前頭部打撲，視力低下

現病歴
　自宅玄関の段差につまずき転倒し，右眉の辺りを打撲した．転倒直後から，右目がよく見えないと言うため，家族がERに連れてきた．

既往歴
　特になし

身体所見

> 意識：清明　体温：35.8℃　心拍数：67/分　血圧：110/52 mmHg
> 呼吸：16回/分　酸素飽和度：99％（room air）

　頭部：右眼〜右眉弓部外側と右眼内側に皮下出血あり，右眼外側に3 cmの裂創あり
　顔面：感覚，運動ともに異常を認めない
　眼球：両眼ともに制限なし，瞳孔右/左　5/3 mm，直接対光反射　右/左　鈍/＋
　頸部，胸腹部，四肢：異常なし

検査所見
　【頭部〜顔面CT】異常なし

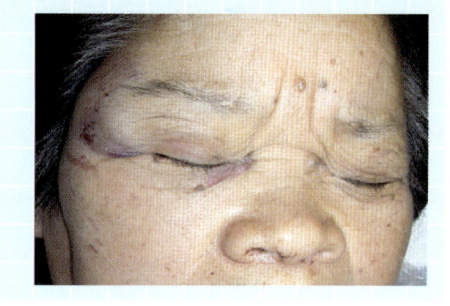

Question
①鑑別診断に入れるべき疾患は？　②どのような診察を追加するか？

解答は92ページ

Answer

CASE 45 入院時否定していたが，入院後しばらくして隠れた嘔吐の病歴が判明した（痩せたい願望から嘔吐をしていた）．代謝性アルカローシスでは尿中 Cl 測定が鑑別に有用である．嘔吐による代謝性アルカローシスでは有効循環血液量が低下していても尿中 Na は低下しない（尿中に排泄される HCO_3^- の影響）．一方，尿中 Cl^- は 20 mEq/L 以下となる．尿中 Cl^- 濃度が 20 mEq/L 以下では有効循環血液量が低下しているため生理食塩水により改善する（生理食塩水反応性代謝性アルカローシス）．

〔最終診断〕嘔吐による代謝性アルカローシス　metabolic alkalosis
　　　　　　＋　低カリウム血症　hypokalemia

　一方，原発性アルドステロン症，バーター症候群，クッシング症候群，低 Mg 血症では尿中 Cl^- が＞20 mEq/L を示し，生理食塩水に反応しない代謝性アルカローシスである（例外：現在の利尿薬使用は尿中 Cl^- が＞20 mEq/L であっても生理食塩水に反応）．胃液の K 濃度はわずか 10 mEq/L 程度であり，嘔吐で低 K 血症をきたすのは胃液中の K が排泄されるためではなく，腎臓からの K 排泄亢進による．腎臓からの K 排泄亢進の主な理由は①有効循環血液量低下→アルドステロン亢進→K 排泄亢進，②尿中の HCO_3^- との電気的中性を保つため K^+ が同時に排泄されるからである．

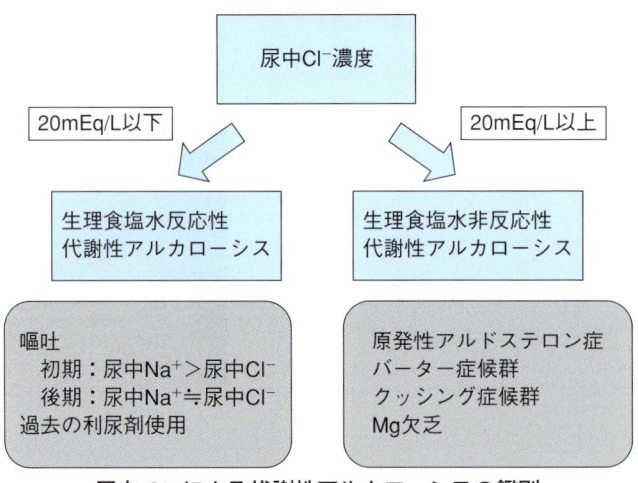

```
                    尿中Cl⁻濃度
         20mEq/L以下 ↙      ↘ 20mEq/L以上
    生理食塩水反応性            生理食塩水非反応性
    代謝性アルカローシス         代謝性アルカローシス

    嘔吐                       原発性アルドステロン症
      初期：尿中Na⁺＞尿中Cl⁻    バーター症候群
      後期：尿中Na⁺≒尿中Cl⁻    クッシング症候群
    過去の利尿剤使用            Mg欠乏
```

尿中 Cl^- による代謝性アルカローシスの鑑別

Snap Diagnosis

代謝性アルカローシス ＋ 低カリウム血症 ＋ 尿中 Cl^- ＜20 mEq/L
→ 嘔吐を疑う

（出題：志水英明）

Answer

CASE 46

〔最終診断〕アレルギー性紫斑病　Schönlein-Henoch purpura

　下肢にやや隆起した紫斑（palpable purpura）を認め血管炎が示唆される．アレルギー性紫斑病は原因が不明だが，小血管にIgA免疫複合体の沈着がみられる血管炎である．腹痛，嘔吐，下肢（時に膝）関節痛，浮腫，血尿が特徴である．年少児に起こることが多いが成人にも起こることがある．

Snap Diagnosis

小児の腹痛　＋　膝関節痛　＋　palpable purpura　→　アレルギー性紫斑病

（出題：山中克郎・北啓一朗）

CASE 47

〔最終診断〕精巣捻転　testicular torsion

　突然の発症で痛みは激烈である．吐気・嘔吐あり．夜間睡眠時，運動後，打撲により発症する．思春期・新生児期に二峰性のピークがある．6時間以内なら精巣機能温存率は90%（24時間経つと＜10%）であるので早期に診断し泌尿器科医にコンサルトすることが重要である．挙睾筋反射（大腿内側をピンで擦りあげると刺激された側の睾丸が挙上する）があれば精巣捻転の可能性は低くなる．

　向かって右側の左睾丸は硬く圧痛と腫脹あり．左では挙睾筋反射がなく精巣捻転と診断し緊急手術を行った．

Snap Diagnosis

思春期の男性　＋　起床時の突然の腹痛　＋　挙睾筋反射消失　→　精巣捻転

（出題：山中克郎・北啓一朗）

Answer

CASE 48 眉弓部外側の強打による打撲傷は，外傷性視神経症の特徴的な受傷機転である．診察では間接対光反射のチェックが重要で，求心路は障害され，遠心路は正常であるために，患側の直接対光反射は消失し，間接対光反射は正常に出現する．交互対光反射試験 swinging flashlight test（健側眼に光を当てて両眼が縮瞳した状態で，患側に光を移動させると患側の散瞳が観察される）陽性とも言う（Marcus Gunn pupil）．

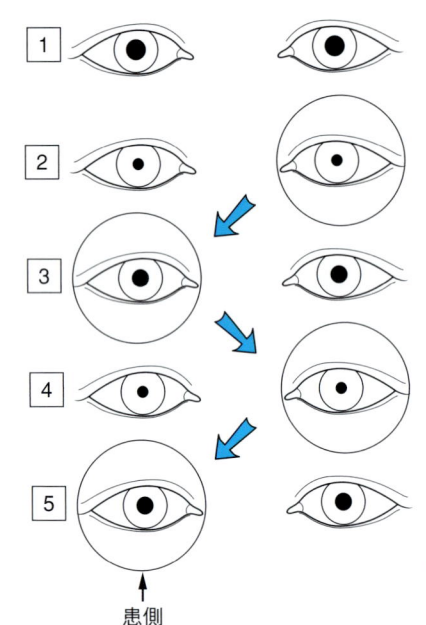

↑患側

McGee S. Evidence Based Physical Diagnosis 2nd ed：213, 2007 より引用

〔最終診断〕外傷性視神経症　traumatic optic neuropathy

　基本的には受傷直後がもっとも視力低下が高度であるが，神経損傷の程度により視力低下の程度はさまざまである．治療はステロイド大量投与と減圧術が挙げられるが，両治療群間で視力予後に差はないとの報告がある．眼科医へのコンサルトが必要である．

Snap Diagnosis

眉弓部外側の打撲痕 ＋ 受傷直後からの同側の視力低下 → 外傷性視神経症

（出題：島田郁美）

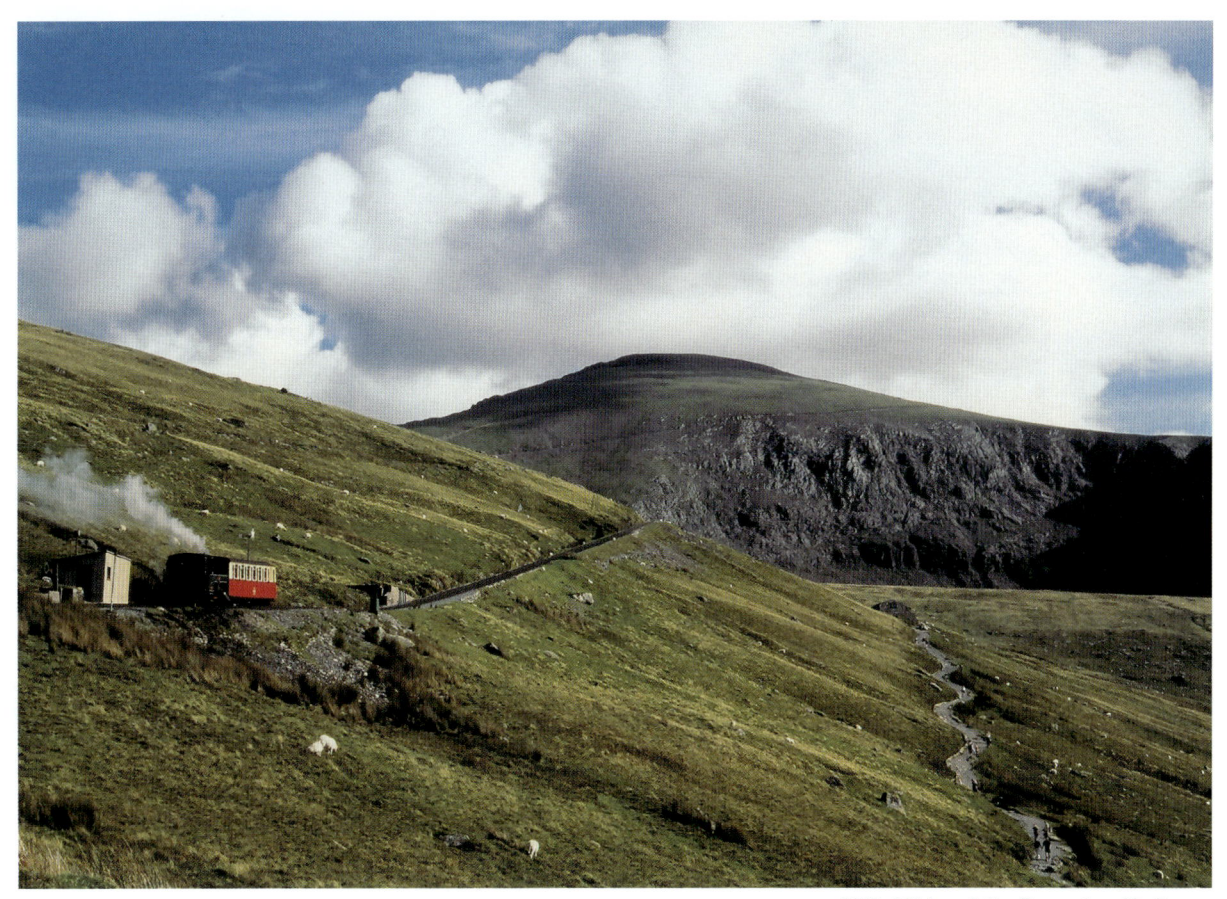

UK, Wales, Mt. Snowdon Railway

子供のころの自分は、
今も自分の中にいる。
だから大自然の中にいると、
いつも少年時代に戻れる。

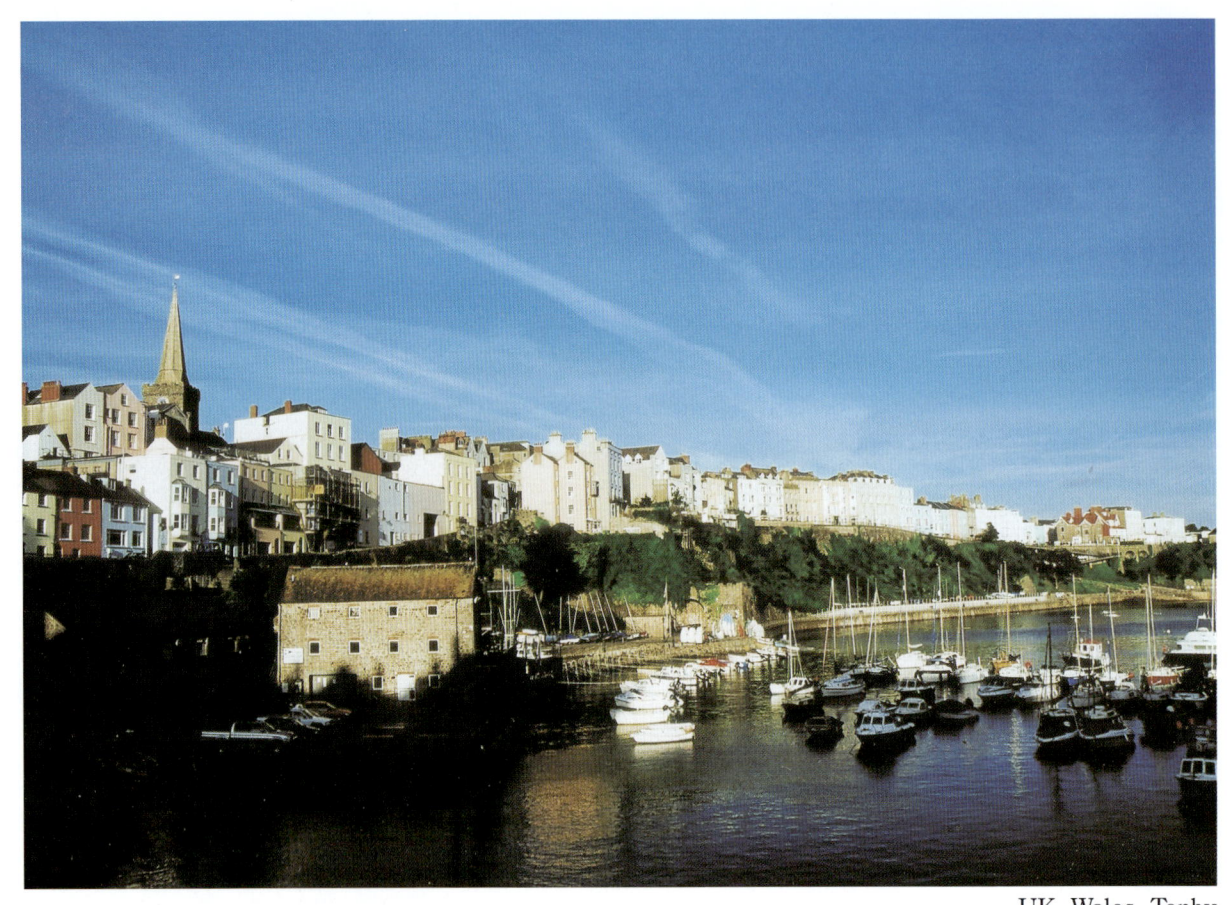

UK, Wales, Tenby

この一瞬の輝きを心にずっと残したいと、
旅の途中にしばしば思うことがある。
人生の忘れ物をしないうちに、
また旅に出ることにしよう。

CASE 49　突然の激しい腹痛・・・　★★★

患者 49歳　男性
主訴 突然発症の腹痛

現病歴
　18時頃デスクワーク中に，臍の左側あたりに突然激しい痛みが出現した．痛みはpain scale 9-10/10の持続痛である．体位変化での増悪・寛解なし．嘔気/嘔吐なし．冷汗あり．1時間我慢したが改善しないため，救急車でERを受診した．

既往歴
　特になし

身体所見

意識：清明　体温：36.2℃　脈拍：70回/分
血圧：170/100 mmHg　呼吸：16回/分

外見：苦悶様
眼瞼結膜：貧血（−），頸動脈雑音（−）
胸部：呼吸音清，心音整・雑音（−）
腹部：平坦・軟　腸音 hypo active　圧痛（−）筋性防御（−）血管雑音（−）
肋骨脊柱角叩打痛：両側（−）
四肢：動脈拍動触知可能

経過
　痛みはペンタゾシン（ペンタジン®）45 mgを使用したが改善しなかった．腹部超音波検査・尿検査・採血検査は，いずれも異常を認めなかった．
　大動脈解離を疑って造影CTを施行した．他のスライスには異常を認めなかった．

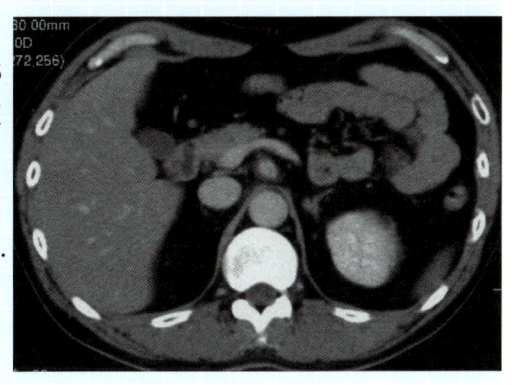

Question
CT画像に認められる異常は何か？

解答は98ページ

CASE 50　嘔気，嘔吐，そして徐脈・・・　★

患者 84歳　男性
主訴 嘔気・嘔吐

現病歴
　昨日夕方から嘔気あり．四肢のしびれも夜間になってしだいに増強してきた．夜は熟睡できなかった．早朝から嘔吐が頻回となったため，ER を受診した．

既往歴
　高血圧，糖尿病

内服薬
　アーチスト®，ニューロタン®，アマリール®

身体所見

意識：JCS Ⅰ-1　体温：36.4℃　脈拍：56回/分　血圧：136/78 mmHg
呼吸：14回/分　酸素飽和度：97％（room air）

眼瞼結膜：貧血（−），黄疸（−）
肺野：呼吸音清，左右差（−）　　心音：雑音（−），過剰心音（−）
腹部：平坦かつ軟，圧痛（−），筋性防御（−）　　四肢：浮腫（−）

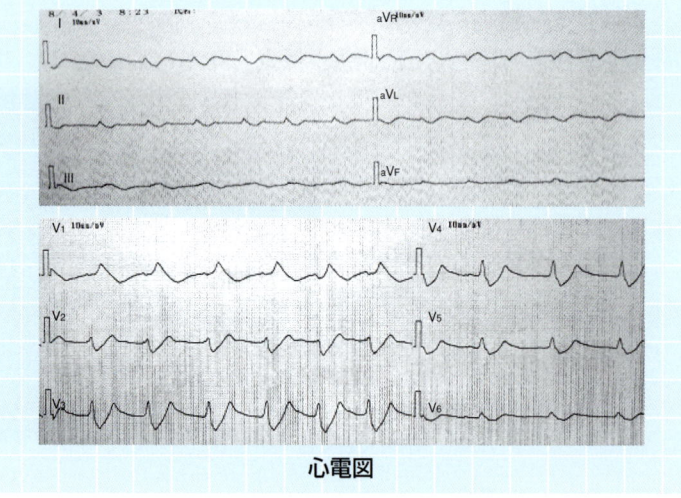

心電図

Question
① 心電図上の異常所見は？
② P 波のない徐脈をみたとき，ER でまず考える疾患は？

解答は 99 ページ

CASE 51　腹痛＋嘔吐で来院・・・

患者　76 歳　男性
主訴　腹痛, 嘔吐

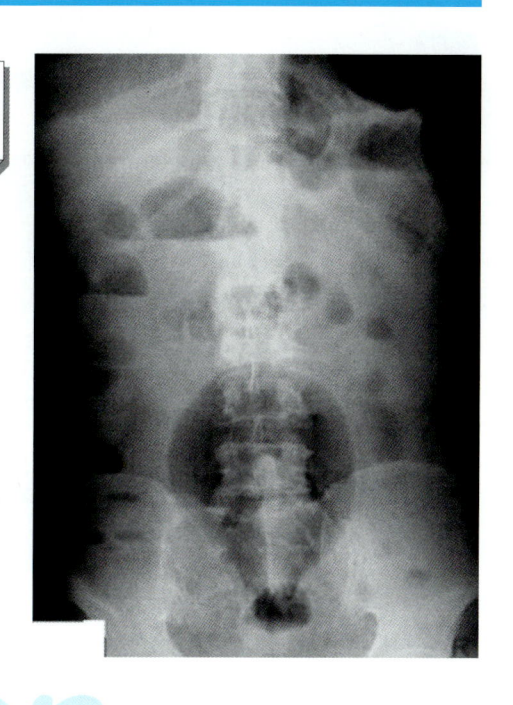

一発診断でお願いします

解答は 100 ページ

CASE 52　臍が盛り上がっている・・・　★★

患者　78 歳　女性
主訴　便秘, 腹痛

現病歴
　極度の便秘と腹痛で受診.
身体所見
　臍が隆起している.

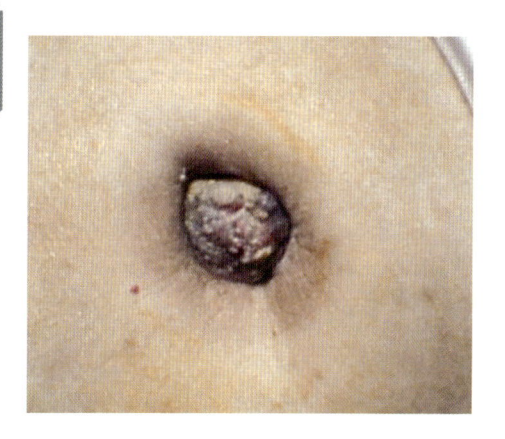

疑われる病態は？

解答は 100 ページ

Answer

CASE 49 腹腔動脈は拡大しており，内部に線状の低信号域を認める．

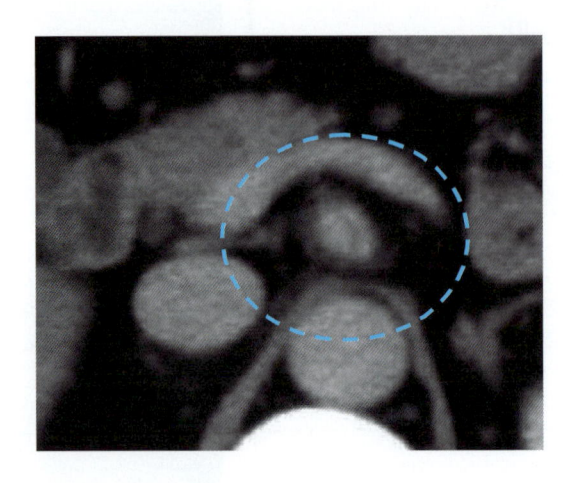

痛みは翌日には消失．偽腔も増大傾向はなく血栓形成を認め保存的に加療した．

〔最終診断〕腹腔動脈解離　celiac artery dissection

　突然発症の激しい腹痛を訴える場合，大動脈解離も鑑別診断の一つとして考えながら各種検査を進めるが，大動脈が正常だった場合，分枝の評価をせずに終了してしまうことはないだろうか．確かに大動脈の分枝である腹腔内動脈（腹腔動脈，上腸間膜動脈など）の解離の単独発症はまれであるが，大動脈の分枝まで詳細に読影を行う習慣を身につけていれば診断は十分可能である．
　腹腔内動脈の解離では，ひどい痛みの割には腹部所見が乏しいのも特徴である．

Snap Diagnosis

突然発症の腹痛　＋　高血圧　→　大動脈解離（分枝も要確認！！）

（出題：井口光孝）

Answer

CASE 50 心電図ではP波が消失しQRS幅が拡大，T波の尖鋭化が認められた．このような心電図をみたら高カリウム血症の可能性をまず考えなければならない．血清K値は7.9と異常高値であった．

〔最終診断〕高カリウム血症に伴う徐脈　hyperkalemia

　心拍数60回/分未満の徐脈の患者をみた場合，まず循環動態が良好であるかどうかを観察する必要がある．ACLSのアルゴリズムでは，徐脈であるうえに循環不良であると考える場合にのみ経皮ペーシングの治療へと進んでいき，循環が十分な場合には6H6Tの原因検索を行う．高K血症では7 mEq/L以上になると心房筋の抑制によりP波の消失や左脚ブロックになる．

6H6T

Hypovolemia	循環血液量減少
Hypoxia	低酸素血症
Hydrogen ion	アシドーシス（水素イオン）
Hypo-/Hyperkalemia	低/高カリウム血症
Hypoglycemia	低血糖
Hypothermia	低体温
Toxin	中毒
Tamponade, cardiac	心タンポナーデ
Tension pneumothorax	緊張性気胸
Thrombosis coronary	心筋梗塞
Thrombosis pulmonary	肺塞栓症
Trauma	外傷

Snap Diagnosis

P波のないwide QRS ＋ 徐脈 → 高カリウム血症

（出題：横江正道）

Answer

CASE 51

〔最終診断〕S状結腸軸捻転　volvulus of sigmoid colon

　下腹部に coffee bean sign が認められる．腸軸捻転症は高齢男性のS状結腸に多く，局所的に腫瘤として触れる部位に打診上鼓音が確認できる．腸管透過性亢進による循環血液量減少性ショック，腸管バリアの破壊によるエンドトキシンや細菌の血管内侵入による敗血症性ショックをきたしやすい．大腸内視鏡による整復が第一選択となるが，再発も起きやすい．

Snap Diagnosis

　高齢男性の腹痛/嘔吐 ＋ イレウス ＋ coffee bean sign
　→ S状結腸軸捻転

（出題：山中克郎・北啓一朗）

CASE 52

〔最終診断〕Sister Mary Joseph 結節　Sister Mary Joseph's nodule

　精査の結果，直腸癌とそれによる腸閉塞，転移性臍腫瘍（Sister Mary Joseph 結節）と診断された．Sister Mary Joseph Dempsey（1856-1929）は米国のカトリック修道女であり看護師である．彼女が Dr. Mayo の手術助手をしていた頃，膵癌患者の術前消毒の際に臍の腫瘍に気づいたのが第1例で，以後悪性腫瘍の転移性臍腫瘍の総称となった．Sister Mary Joseph 結節は消化器系，生殖器系（卵巣）悪性腫瘍の転移巣であることが多く，一般に予後不良のサインである．

Snap Diagnosis

　高齢者の腹痛 ＋ 臍の隆起病変
　→ Sister Mary Joseph 結節（転移性臍腫瘍）

（出題：山中克郎・北啓一朗）

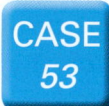

CASE 53　熱傷後の下痢，嘔吐・・・　★★

患者　67歳　男性
主訴　下痢，嘔吐

現病歴
　4日前に煮物をかぶり頸部から左大腿まで熱傷した．全身状態は悪くないため外来通院していたが，昨日から急激な嘔吐（1回/時間），下痢（10回以上/日），皮疹が出現し入院となった．

既往歴
　高血圧

身体所見

　意識：清明　体温：38.8℃　心拍数：105/分　血圧：98/58 mmHg
　呼吸：28回/分　酸素飽和度：93%（room air）

外見：苦悶様
眼結膜：貧血（−）眼球に充血（＋）　舌乾燥（＋）　咽頭発赤（＋）
頸部：項部硬直（−）頸動脈怒張（−）甲状腺腫大（−）胸部：肺雑音（−），心雑音（−）S3（−）
腹部：平坦・軟　圧痛（−），肋骨脊柱角叩打痛：両側（−）
下肢：浮腫（±／＋）
皮膚：首〜前胸部〜腹部にかけてⅡ度熱傷，左大腿Ⅲ度熱傷（合わせて6％の範囲）
全身の紅斑（＋）掻痒感（−）　熱傷以外の四肢に紅斑散在（＋）　指先に紫斑（−）

次ページに続く

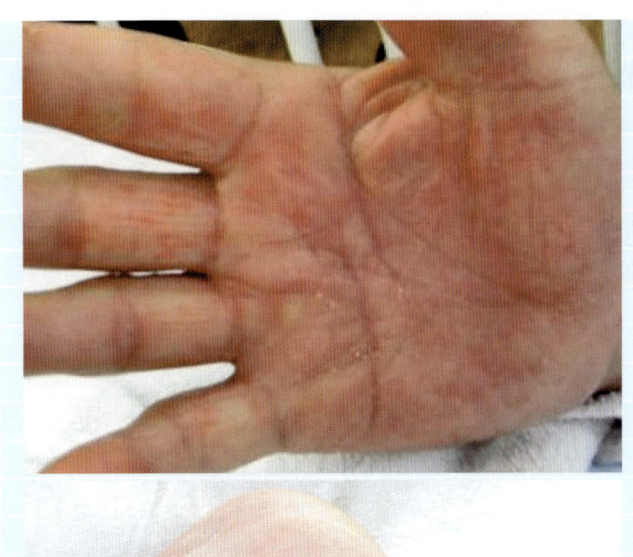

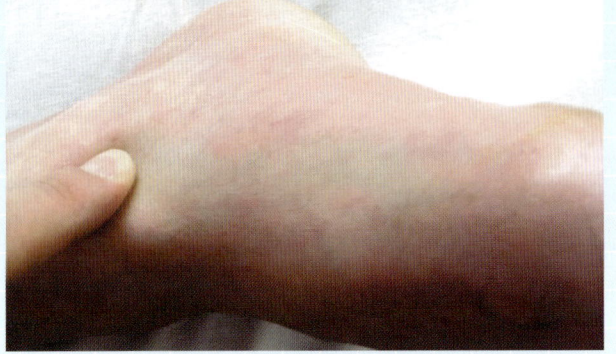

圧迫すると退色する紅斑

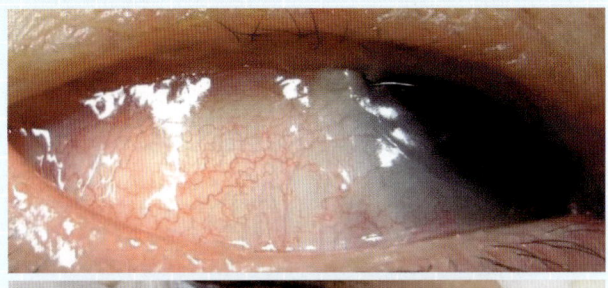

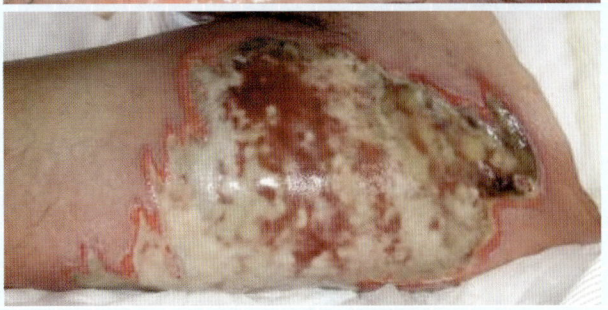

入院時左大腿部熱傷

どんな病態を考えますか？

解答は 104 ページ

CASE 54 転倒後，左腕が・・・ ★

患者 73歳 男性
主訴 左腕が挙がらない

現病歴
　自宅の風呂場で転倒．左肩を浴室床タイルで打った．直後より，左上肢の挙上ができなくなった．

既往歴
　高血圧

身体所見
　意識：清明　体温：35.0℃　心拍数：73/分
　血圧：135/86 mmHg　呼吸：27回/分

左肩が変形している以外は異常所見なし．

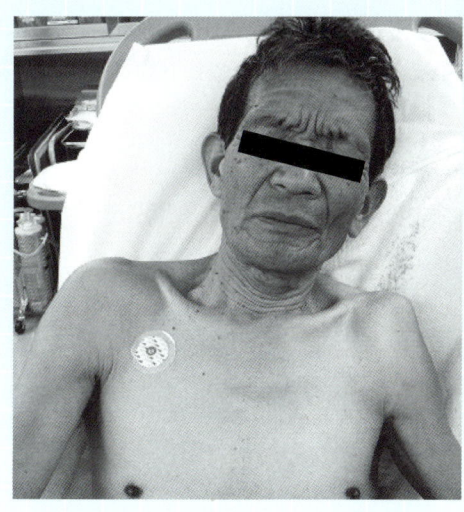

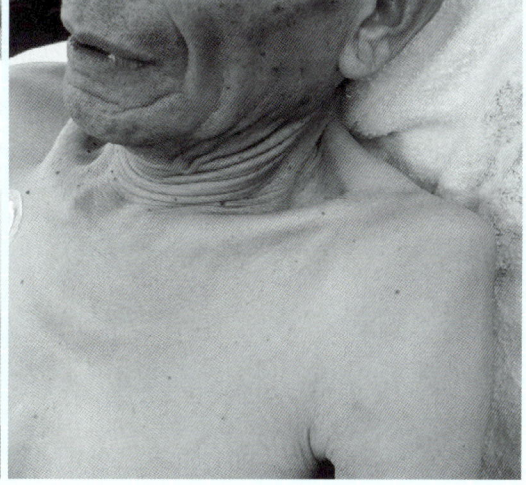

肩章サインがみられる．さて診断は？

解答は 105 ページ

Answer

CASE 53

〔最終診断〕黄色ブドウ球菌によるトキシック・ショック症候群
TSS：toxic shock syndrome

　TSSは黄色ブドウ球菌が産生するトキシンが起こす病態であり，発熱，ショック，紅斑の皮膚が特徴的で多臓器不全に進展していく．その他の症状として下痢（頻度98％），筋肉痛（96％），嘔吐（92％），咽頭痛（75％），結膜充血（57％）がある（レジデントのための感染症診療マニュアル，第2版：971-992, 2008）．多臓器不全のため死亡することもあるため初期治療が重要となる．下痢や嘔吐など非特異的な症状で受診した場合，ウイルス性胃腸炎と間違われることもあり病歴聴取やバイタルサインが非常に重要である．ショックを伴った下痢・嘔吐では鑑別診断の中に入れる必要がある．手術後の感染などでも起こり，報告では手術後2日と短い（JAMA 247：1448-50, 1982）．感染創がわずかでもTSSを生じ，血液培養では検出されることが少なく（5％）創部から培養されることが多い．治療は全身管理と感染部位ドレナージに加えブドウ球菌に抗菌薬，メチシリン耐性ブドウ球菌を疑えばバンコマイシン，メチシリン感受性ブドウ球菌（MSSA）であればセファゾリンを投与する．クリンダマイシン併用やガンマグロブリン使用の報告もある．

　本例は輸液や抗菌薬治療，感染創のデブリドマンにより改善した．熱傷部位の皮下よりToxic shock syndrome toxin-1（TSST-1）を産生するMSSAが検出された．治療後（約2週間後）にTSSに特徴的な手掌や足底の落屑がみられた．

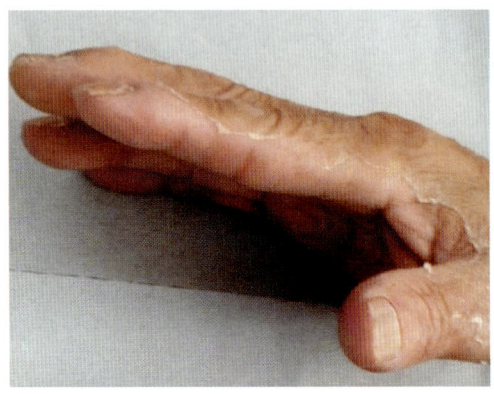

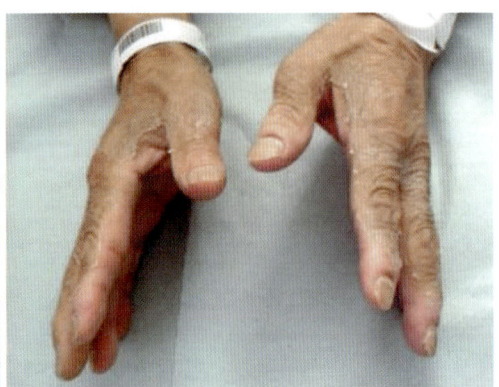

手掌側の落屑

Snap Diagnosis

熱傷の数日後に下痢と嘔吐 → TSS：toxic shock syndrome

（出題：志水英明）

Answer

CASE 54 肩章サインがみられる．診断は肩関節脱臼である．転倒時，上腕が横後方や上に無理に動かされたときに生じる．

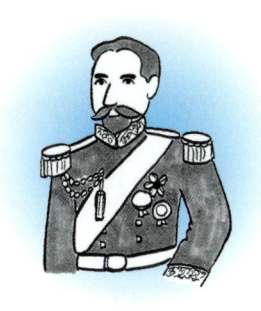

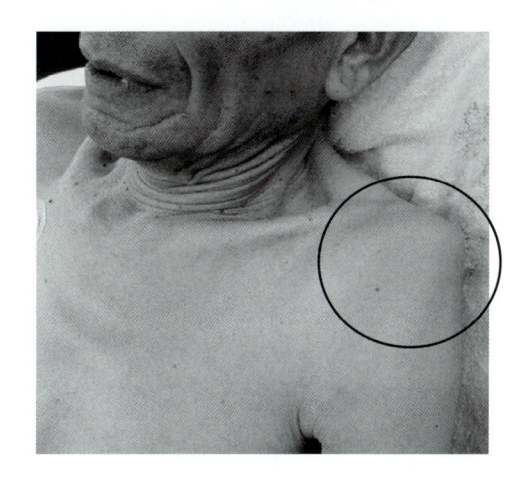

肩を内旋したまま外転（手の甲を前に向け，肩を外側に挙上）を強制されると肩峰が，てこの支点になり肩の前方脱臼が起こる（手・足・腰診療スキルアップ：152，2004）．

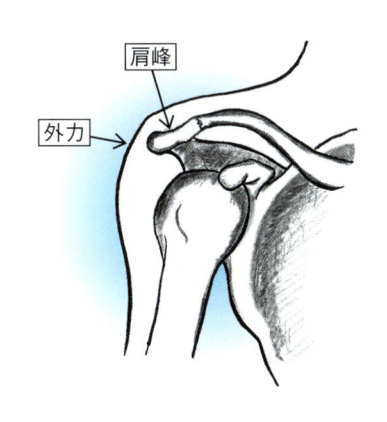

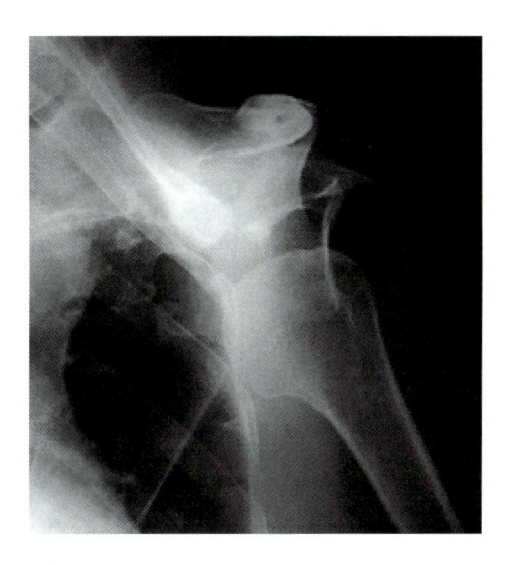

〔最終診断〕**肩関節脱臼** dislocation of the shoulder

Snap Diagnosis

肩を強打 ＋ 肩章サイン → 肩関節脱臼

（出題：山中克郎）

　頻度が高いこの疾患もぜひ，研修医の皆さんには覚えておいてほしい．自転車に乗って転倒した 72 歳男性である．仲田和正先生（西伊豆病院）も講義で紹介されていた．患側はどちら？　診断は？

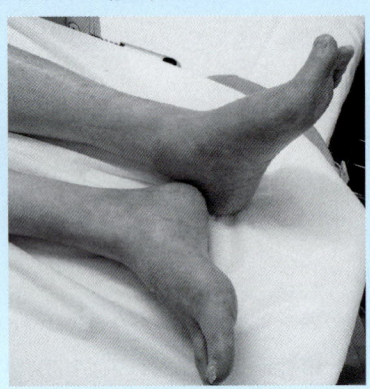

Pearls of wisdom

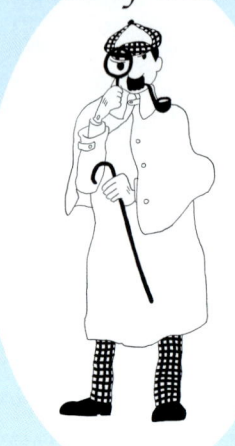

Snap Diagnosis：高齢者が転倒 ＋ 右下肢の外旋と短縮 → 右大腿骨頸部骨折である．

CASE 55　突然の胸部不快感・・・　★

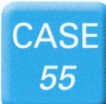

患者 60歳　男性
主訴 胸部不快感，息苦しさ

現病歴
　1時間前に掃除を始めたら，突然の胸部不快感と息苦しさが出現
既往歴
　高血圧
内服薬
　なし

救急車内でのECG

身体所見

意識：清明　体温：35.6℃　心拍数：61/分
血圧：167/71 mmHg　呼吸：13回/分

苦悶様表情
眼瞼結膜：貧血（−）　　肺野：呼吸音　清
心音：雑音（−）整　　四肢：冷感（＋）チアノーゼ（−）

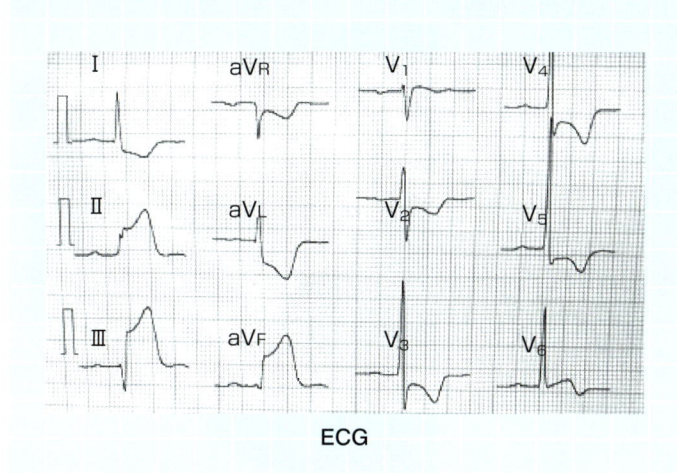

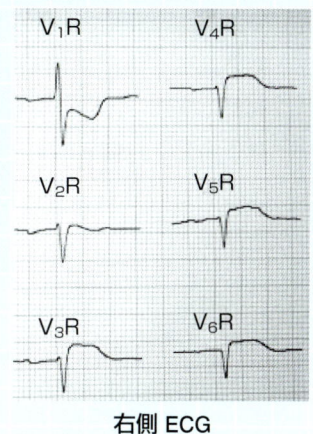

ECG　　　　　　　右側 ECG

① これはどんな病態を意味するか？
② 予想される合併症は？

解答は110ページ

CASE 56 唾液も飲み込めない・・・ ★

> 患者　31歳　男性
> 主訴　のどが痛い

現病歴
　数日前から風邪気味で，昨日から咽頭痛が出現したので，近医を受診し感冒薬を処方された．咽頭痛は徐々に悪化し，今朝は唾液も飲み込めないくらい痛みがひどいため受診した．こもったような声で話し，付き添いの家族からも，「普段よりも声がかすれている」「いつもはもっと大きな声で話す」との訴えあり．

既往歴
　特になし

内服歴
　近医からの感冒薬のみ

身体所見

意識：清明　体温：39.7℃　心拍数：131/分　血圧：115/80 mmHg
呼吸：20回/分　酸素飽和度：97％（room air）

頭部顔面：異常なし
頸部：前頸部リンパ節腫脹を触知する
咽頭扁桃：明らかな異常なし
胸部：呼吸音，心音ともに異常なし
嚥下痛強く，嚥下ができないため流涎あり
こもった声（muffled voice）（＋）

検査所見

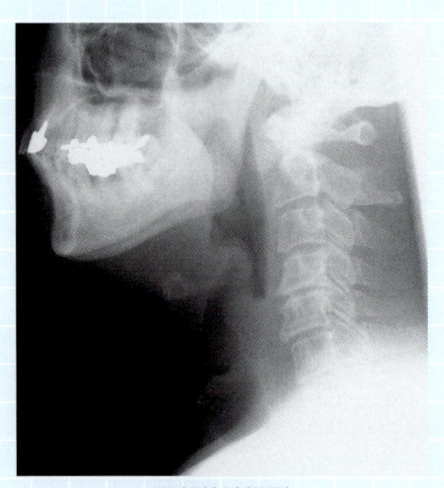

頸部軟線撮影

Question
①どのような症状・所見に注目しますか？
②鑑別すべき診断と診療上で注意すべきことは？

解答は110ページ

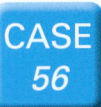

CASE 57 陰嚢が腫れて痛い・・・ ★★

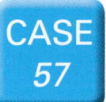

患者 53歳　男性
主訴 陰嚢の腫脹，疼痛，発赤

現病歴
4日前から陰嚢の疼痛と発赤を認めていたが，様子をみていた．昨日から腫脹と疼痛がひどくなった．本日は発熱もあるためERを受診した．

既往歴
糖尿病

身体所見

意識：清明　体温：38.0℃　心拍数：95/分　血圧：100/74 mmHg
呼吸：18回/分　酸素飽和度：96%（room air）

眼瞼結膜：貧血（−）　黄染（−）
肺野：呼吸音清　左右差（−）
心音：不整（−）　雑音（−）
腹部：平坦　軟　圧痛（−）
会陰部：陰嚢に発赤・腫脹・圧痛あり　一部黒色に変化している

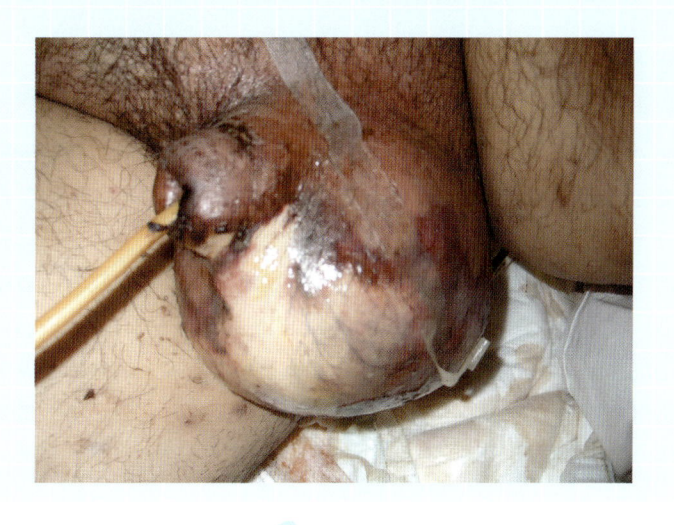

Question
①診断は？　②危険因子は？

解答は112ページ

Answer

CASE 55 Ⅱ，Ⅲ，aV_Fの ST 上昇があり，右側心電図（V_1 と V_2 を入れ替え，他の電極は胸骨に対して対称に右側に並べる）では V_4R に ST 上昇を認めるので右室梗塞が疑われる．右室梗塞は右冠動脈の鋭縁枝より近位部の閉塞で起こる．低血圧，徐脈（洞結節，洞房結節の虚血による），頸静脈怒張，Kussmaul サインが特徴である．治療は亜硝酸薬の投与は避け（preloadを減らし血圧が下降するため），補液（1〜2 L の生食）を行う（Tintinalli's Emergency Medicine, 7th ed：383, 2011）．

冠動脈造影では RCA #1 に 100％狭窄があった．

〔最終診断〕右室梗塞　right ventricular myocardial infarction

Snap Diagnosis

下壁梗塞 ＋ 右側心電図（V_4R）で ST 上昇 → 右室梗塞

(出題：山中克郎)

CASE 56 頸部軟線撮影では喉頭蓋が親指のように腫れている．Thumb sign（感度 40％，特異度 75％）と呼ばれる急性喉頭蓋炎の特徴的 X 線所見である．喉頭ファイバーでは喉頭蓋の腫大と声門上部全体の発赤・腫脹があった．

〔最終診断〕急性喉頭蓋炎　acute epiglottitis

原因としては，小児ではほぼ 100％，成人では 90〜95％が *Haemophilus influenzae*（type B）である．A 群 β 溶連菌も原因菌となりうる．進行がきわめて早く，熱発から 6〜12 時間で気道閉塞をきたすこともある緊急疾患である．

声の性状は重要な身体所見である．高熱を伴う咽頭の激痛（唾が飲み込めない）に加え，嗄声や muffled voice（こもった声）がみられたら，本疾患を想定しなければならない．咽頭診察，咽頭ぬぐい液の採取などは気道閉塞を惹起するため禁忌である．臥位で呼吸が苦しくなるときは CT 検査は施行すべきでない（Tintinalli's Emergency Medicine, 7th ed：1585, 2011）．いつでも気管挿管，緊急気管切開ができる準備をして，耳鼻科への緊急コンサルテーションをしなければならない．

近年，欧米では Hib ワクチンが普及してきており，小児の急性喉頭蓋炎は激減している．

Answer

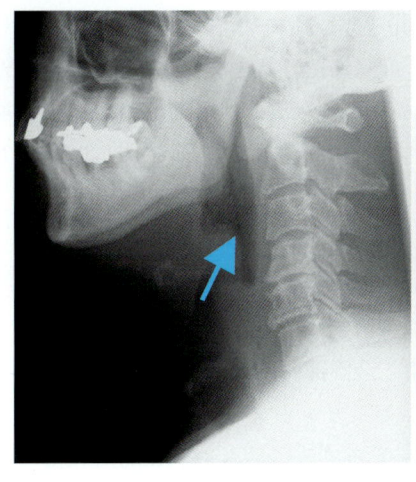

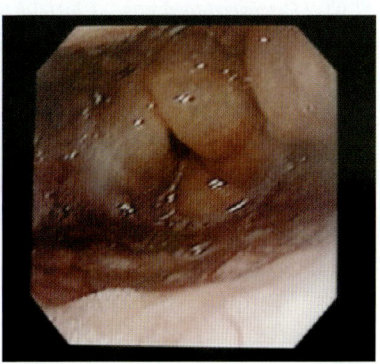

Snap Diagnosis

唾液が飲み込めないほどの咽頭痛 ＋ Thumb sign → 急性喉頭蓋炎

（出題：島田郁美）

Pearls of wisdom

唾液を飲み込むことができないほどのひどい咽頭痛では，

①扁桃周囲膿瘍
②咽後膿瘍
③急性喉頭蓋炎
④口底蜂窩織炎（Ludwig's angina）

を鑑別に入れなければならない．

　口底蜂窩織炎は舌下，顎下，オトガイ下周囲の広範で重篤な炎症である．口腔内のびまん性腫脹，発赤，疼痛，二重舌，開口障害，嚥下障害が特徴で，時に呼吸困難から死亡する．

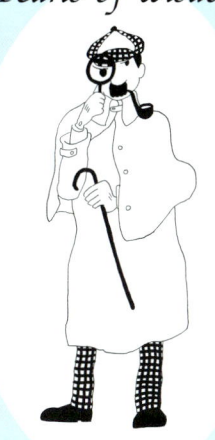

111

Answer

CASE 57 消化管粘膜や尿管粘膜から会陰部への細菌の侵入により，致死的かつ急速進行性の壊死性筋膜炎であるフルニエ壊疽は起こる．好気性菌（黄色ブドウ球菌，A群溶連菌，大腸菌）と嫌気性菌（*Peptostreptococcus*, *Clostridium*, *Bacteroides*）の混合感染であり，壊死性筋膜炎 Type I に分類される．早期診断と外科的デブリドマンが重要である（UpToDate, Necrotizing infections of the skin and fascia, 2011）．

〔最終診断〕フルニエ壊疽　Fournier's gangrene

　危険因子としては，糖尿病，アルコール中毒，会陰部の外傷，嵌頓包茎，性感染症に伴う尿道狭窄などがある．抗菌薬はスルバクタム/アンピシリン＋クリンダマイシンを使用するが，状態によりグラム陰性菌と嫌気性菌を広くカバーするイミペネムや MRSA に対してはバンコマイシンも考慮される．

Snap Diagnosis

糖尿病患者 ＋ 会陰部の腫脹・疼痛 → フルニエ壊疽

（出題：梅澤耕学・太田　凡）

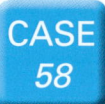

CASE 58　来院数時間後にショック・・・　★★

患者 55歳　男性
主訴 左ふくらはぎ痛，左下肢浮腫

現病歴
当日の昼頃から悪寒あり．午後5時に39℃の発熱．近医で抗菌薬を処方された．午後8時頃，左下肢に黒褐色の円状斑が出現，虫に刺されたときのような痛みあり．痛くて眠れないため午前3時救急車でERを受診．

既往歴
C型肝炎，肝硬変，肝癌（1年半前に切除）

身体所見
意識：清明　体温：37.0℃　心拍数：117/分　血圧：64/47 mmHg
呼吸：18回/分　酸素飽和度：91%（room air）

眼瞼結膜：貧血（−），黄染（−）　　肺野：呼吸音清，左右差（−）
心音：不整（−），雑音（−）　　腹部：軟，圧痛（−）
四肢：下肢に pitting edema（＋），円板状紫斑（多数）
入院4時間後に意識消失，血圧40 mmHgのショックとなった．

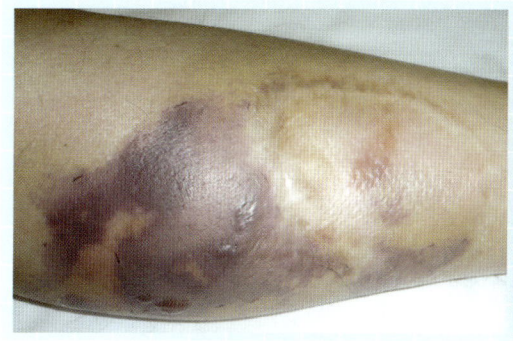

入院2時間後 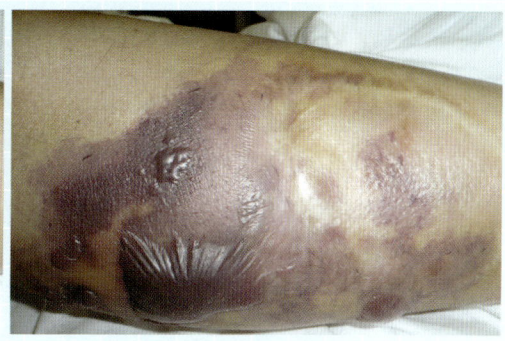　　　　　　　　　　　入院3時間後

①診断は？　②肝硬変の患者が水疱を伴う皮下出血で来院したとき，何か聞きたいことはありますか？

解答は116ページ

CASE 59　発熱，発疹，咳の女児・・・

患者　9歳　女児
主訴　発熱，発疹，咳

現病歴
　4日前より咳・鼻汁が出現し，3日前から発熱あり．内服薬と解熱剤の処方を近医で受けた後，解熱と発熱を繰り返している．今朝の体温は36.4℃，咳はひどくなっている．学校に行ったが倦怠感が強く早退した．夕方から体温は39.7℃に上昇し，体幹に発疹が出現したためERを受診した．

既往歴
　1歳時仮性クループのため入院×3回

アレルギー
　卵（現在は改善）

身体所見
　意識：清明　体温：39.5℃　心拍数：135/分　呼吸：18回/分

皮膚：体幹を中心に3mmほどの小発疹が散在．癒合傾向（＋）掻痒感（－）
眼瞼結膜：充血（＋）眼脂（＋）
呼吸音：清，喘鳴（－）左右差（－），診察中もせき込みあり
心音：整，雑音（－）　腹部：軟，圧痛（－）

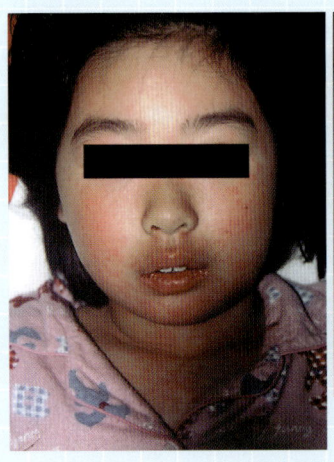

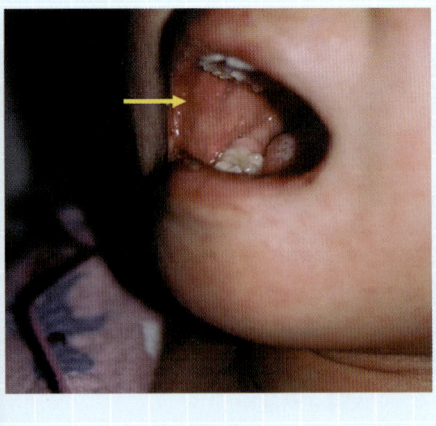

（江南厚生病院こども医療センター提供）

Question
①入院時に聞いておくべきことは？　②診断は？

解答は117ページ

CASE 60　座ると息苦しい・・・　★★★

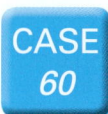

患者　86歳　女性
主訴　息苦しい

現病歴
　6カ月前から長く座っていると息苦しくなる．昨夜は食事中に突然，息が苦しくなった．咳，発熱，胸痛はない．

既往歴
　高血圧（24年前～），過換気症候群（15年前～）
　＊2年前から胸痛や呼吸苦のため，さまざまな総合病院を受診したが原因はよくわからなかった→異型狭心症，肺胞低換気症と診断を受けた．

内服薬
　ペルジピン®，シグマート®，バイアスピリン®，ニトロダームTTS®，セルシン®

身体所見
意識：清明　体温：36.8℃　脈拍：90回/分　血圧：162/114 mmHg
呼吸：21回/分　酸素飽和度（酸素3 L/分）：臥位97%→座位89%

心音・呼吸音を含め，他の身体所見に異常なし

Question

座位で低下する酸素飽和度（起座呼吸と反対），診断は何か？

解答は118ページ

Answer

CASE 58 血培から *Vibrio vulnificus* が検出された．

〔最終診断〕*Vibrio vulnificus* 感染症

　Vibrio vulnificus による感染症は，河口でとれる海産魚介類やエビ，カキの生食（経口感染），または皮膚の傷からの感染（経皮感染）により起こる．この患者さんは3日前に河口にハゼ釣りに行き，自ら魚をおろして刺身を作り2日前の夕食に食べたとのことであった．
　敗血症を起こすと死亡率は50%以上となる．危険因子としては肝硬変，免疫抑制患者，ヘモクロマトーシスがあり，症状は壊死性筋膜炎やショックである．治療はモダシン®＋ミノマイシン®が選択される（レジデントのための感染症診療マニュアル，第2版：676, 2008）．

Snap Diagnosis

肝硬変の患者が水疱を伴う皮下出血で来院 → *Vibrio vulnificus* 感染症

（出題：山中克郎）

Answer

CASE 59 麻疹抗体検査：

［入院時］IgG（EIA）21.7（陽性），IgM（EIA）12.7（陽性）

［2週間後］IgG（EIA）67.9（陽性），IgM（EIA）1.4（偽陽性）

〔最終診断〕麻疹　measles

「咳のない麻疹はない」と言われている．本症例のように咳がひどく，発熱・発疹がある場合はまず麻疹を考えるべきである．問診により麻疹ワクチン未接種がわかり，麻疹を強く疑っていた．写真のごとく口腔粘膜に Koplik 斑も認めていた．Koplik 斑は発疹期に2～3日間，口腔粘膜に出現するが，ないからと言って麻疹を否定するものではない．あれば診断が確実になる．見慣れている者が見ればすぐにわかるが，見慣れていないと見落とすことも多い．写真ではなかなかわからないため，ぜひ麻疹の患者がいたら実物を見ることをお勧めする．

麻疹は空気感染にて伝播するため，速やかな診断が求められる．疑診のときも隔離を行ったほうがよい．それくらい感染力が強い．カタル期に解熱剤を使用すると二峰性の熱にならないことがある．本児のように9歳でもワクチン歴がないもの（理由はおそらく卵アレルギーか？）やワクチンを1回しか受けていない高校生や大学生は感染するので，発熱，発疹を認める患者では常に考えておく必要がある．届け出義務があるため，所管の保健所に届け出をしなくてはならない．

Snap Diagnosis

発熱を伴う発疹 ＋ 咳 ＋ Koplik 斑 → 麻疹

（出題：長谷川正幸）

Answer

CASE 60 座位で呼吸困難が生じ臥位で改善する病態を臥位呼吸（platypnea）と言い，これは右-左シャントの存在を示唆する．原因疾患として①肺塞栓症，②hepatopulmonary syndrome（肝肺症候群），③卵円孔開存が重要である（Sapira's Art & Science of Bedside Diagnosis, 4th ed：87, 2010）．

本症例では肺換気・血流シンチで右肺 S1 と S4，左肺 S1＋2 に血流欠損像を認め，換気は異常がなかった．慢性肺塞栓症と診断し，ワルファリン投与にて症状の改善を認めた．

〔最終診断〕臥位呼吸　platypnea

Snap Diagnosis

座位で低下する酸素飽和度　→　右-左シャントの存在

（出題：山中克郎）

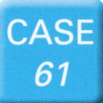

CASE 61 皮疹と胸痛・・・ ★★★

患者 65歳 男性
主訴 手足の皮疹, 胸痛

現病歴
　11日前から38℃台の発熱がある．8日前から後頸部から両肩の痛みあり．4日前から両手掌と足底に皮疹，3日前から前胸部に疼痛を伴う腫脹・発赤が出現した．診察では扁桃炎も認める．

身体所見

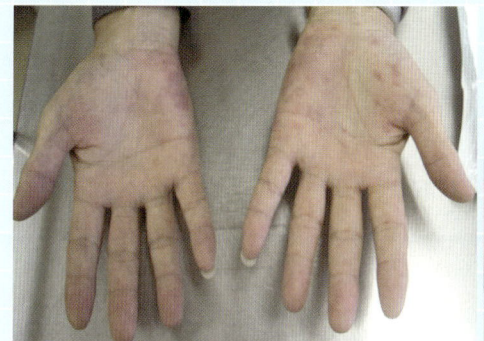

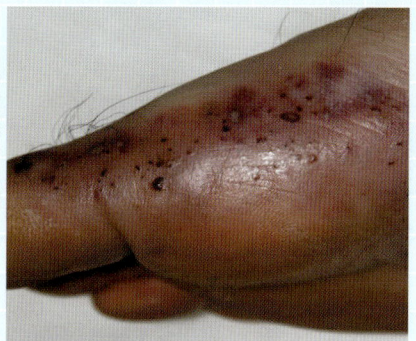

手掌に浸潤性紅斑，足底に落屑・痂皮・膿疱を伴った紫斑

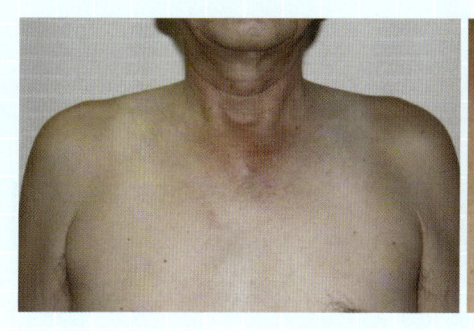

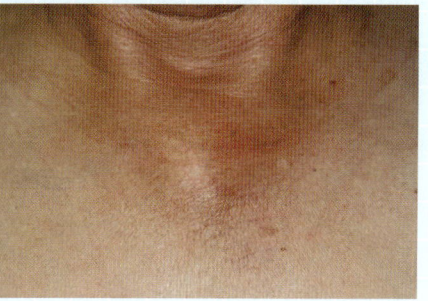

次ページに続く

検査所見

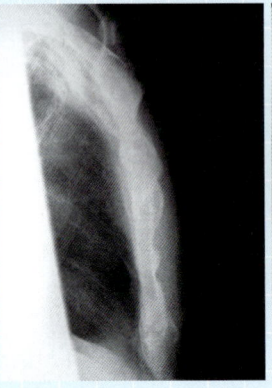

胸骨X線 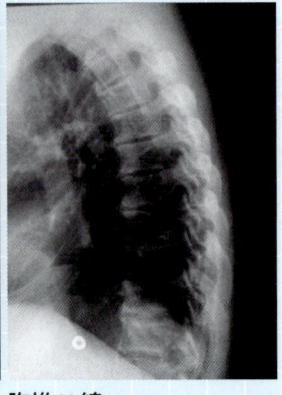　　胸椎X線 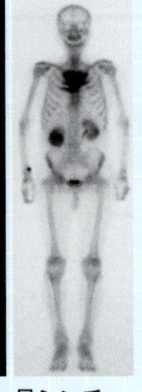　　骨シンチ

胸骨の紡錘形骨肥厚，胸椎の癒着を認め，骨シンチでも胸骨，鎖骨周辺への集積を認める．

Question

診断は？

解答は 122 ページ

CASE 62　尿路結石の痛みが続く・・・　★★

患者　47歳　男性
主訴　左側腹部痛

現病歴
前医で尿路結石の診断を受けた．NSAIDs 坐薬を使用していても左側腹部に持続的な痛みが続くため救急室を受診．嘔気/嘔吐（+）．

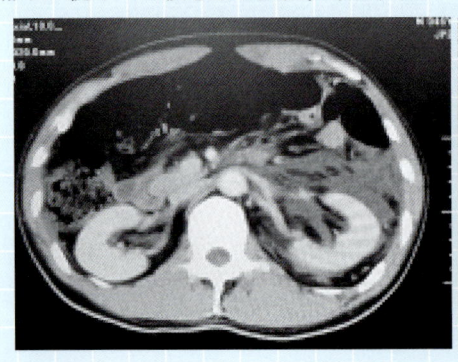

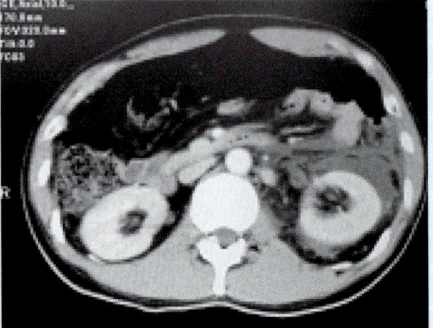

Question

可能性の高い疾患は？

解答は 123 ページ

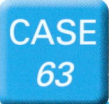

CASE 63　1週間前から発熱・・・　★

患者　58歳　男性
主訴　発熱，皮疹

現病歴
　来院1週間前から38℃台の発熱，咽頭痛，咳，頭痛が出現しその後も持続していた．昨日，顔面に皮疹が出ていることを妻に指摘され受診となった．

既往歴
　胃潰瘍

身体所見
　意識：清明　体温：38.5℃　脈拍：80回/分
　血圧：105/60 mmHg　呼吸：12回/分

頭頸部：眼瞼結膜充血（＋）咽頭発赤（−）頸部リンパ節触知せず　項部硬直（−）
胸部：呼吸音清，心音整・雑音（−）
腹部：平坦・軟　圧痛（−），圧痛を伴う右鼠径リンパ節を触知
皮膚：顔面/体幹/四肢に辺縁不明瞭で癒合傾向のある1〜2 cm大の紅斑が散在

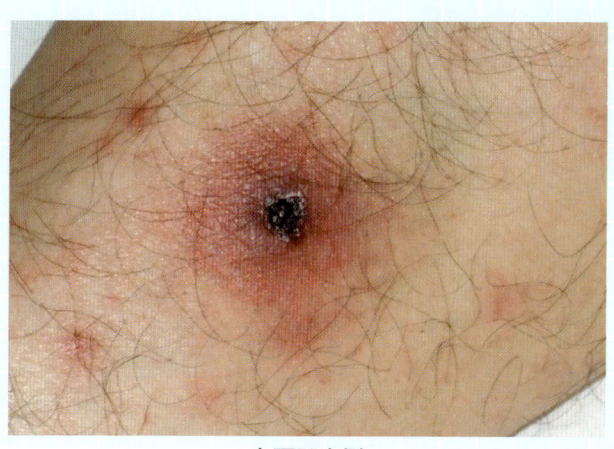

右下腿内側

Question
①問診で追加したいことは？　②診断は？

解答は124ページ

Answer

CASE 61

〔最終診断〕SAPHO 症候群（掌蹠膿疱症と掌蹠膿疱症骨関節炎）
SAPHO syndrome

　X 線写真，骨シンチの所見から胸肋鎖骨間骨化症と診断．足底の膿疱の生検では表皮表層部，角質層直下に膿疱が形成され，膿疱周囲から真皮浅層にかけて好中球を主体とする強い炎症細胞浸潤がみられたため掌蹠膿疱症と診断した．

　掌蹠膿疱症は手掌足底に対称性の無菌性膿疱を形成する疾患で，中年女性に多い．皮疹はときに掻痒がある．喫煙，細菌感染（扁桃炎），歯科金属アレルギーなどが原因として関与する場合がある．10％ほどの症例で胸肋鎖骨間骨化症を合併し胸痛を伴う．

　一方 SAPHO 症候群とは Synovitis（滑膜炎），Acne（痤瘡），Pustulosis（膿疱），Hyperostosis（骨化症），Ostetis（骨炎）を特徴とする 1987 年に提唱された皮膚，骨関節の疾患概念である．無菌性の骨炎，骨化は前胸部に多いが，脊椎，仙腸関節，末梢関節を侵すこともある．皮膚病変としては掌蹠膿疱症，重症痤瘡，尋常性乾癬がみられる．掌蹠膿疱症骨関節炎は SAPHO 症候群に含まれている．本症例の後頸部・両肩の痛みも骨関節炎に伴う症状であると考えられる．

参考文献
1) 清水　宏：あたらしい皮膚科学第 2 版：249, 2011
2) Semin Arthritis Rheum 29（3）：159-171, 1999

Snap Diagnosis

掌蹠膿疱症　＋　胸鎖関節部の腫脹/疼痛　→　SAPHO 症候群

（出題：鈴木　純）

Answer

CASE 62

〔最終診断〕尿管結石による腹腔内尿溢流　extravasation of urine

　腹膜刺激症状を疑う激しい持続痛があり，CT 検査では左腎周囲に広く広がる low density area が認められる．尿路結石による腎盂外自然溢流と考え，逆行性腎盂造影を施行した．尿路結石に伴う尿溢流はしばしば内視鏡的砕石術や尿管ステントの適応となる（Am J Med 124：37, 2011）

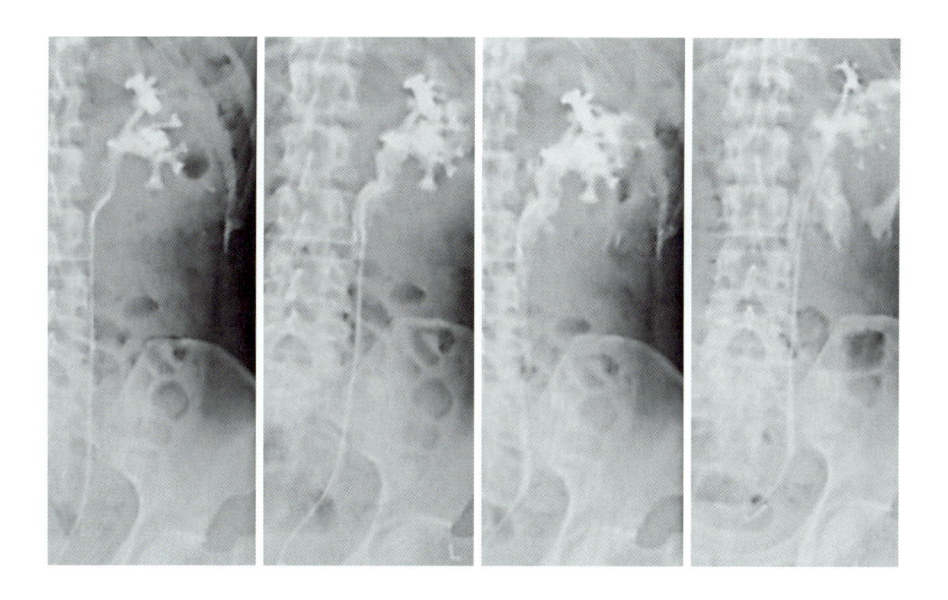

Snap Diagnosis

尿路結石の痛みが持続 ＋ 水尿管 ＋ 腎周囲に広がる low density area → 尿溢流

（出題：山中克郎・北啓一朗）

Answer

CASE 63 皮疹の形態からツツガムシ病を疑い，ドキシサイクリン（ビブラマイシン®）投与を開始し症状は軽快した．後日，血清検査でツツガムシ抗体（Gilliam 型）IgM：640 倍，IgG：1,280 倍が判明した．

〔最終診断〕ツツガムシ病　trombiculiasis（scrub typhus）

　草むら・森林に入るような習慣を聴取したところ，会社の警備員として管理地の草刈りを行っていることが判明した．
　ツツガムシ病は 4 類感染症であり，診断後ただちに届出を要する．50％以上が九州で発生しているが，北日本でも報告されている．発生数は 300〜800 人/年程度で年数人は重症化し死亡している．四国・九州・紀伊半島の一部では同じリケッチア感染症である日本紅斑熱との鑑別が重要となる．

Snap Diagnosis

刺し口を持つ皮疹 ＋ 発熱 → リケッチア感染症（特にツツガムシ病）

（出題：井口光孝）

CASE 64 突然の呼吸困難・・・　★

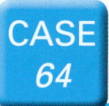

患者 33歳　男性
主訴 服薬後の呼吸困難

現病歴
　午後から発熱と頻回の軟便があり当院ERを受診した．急性胃腸炎との診断で，ロキソプロフェン（ロキソニン®）と乳酸菌製剤を処方された．内服30分後，著明な呼吸困難が出現したため救急車で当院を再診した．

既往歴
　慢性副鼻腔炎で近医耳鼻科通院中．手術歴あり．

アレルギー
　なし

身体所見

意識：清明　体温：36.5℃　心拍数：90/分　血圧：110/60 mmHg	
呼吸：24回/分　酸素飽和度：94％（酸素6 L/分　マスク）	

外見：苦悶様
頭頸部：眼瞼浮腫（－）眼球結膜充血（－）口唇・口腔内に発赤/浮腫（－）
　　　　頸静脈怒張（－）
呼吸音：呼気延長（＋）全肺野で呼気全体に著明なwheeze（＋）
心音：整・雑音（－），腹部：平坦・軟
四肢：チアノーゼ/皮疹（－）

Question
①まず行うべきことは？　②鑑別診断は？
③このような事態に陥らないために気をつけることは？

解答は128ページ

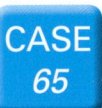

CASE 65 半年前から倦怠感あり・・・

患者 56歳 男性
主訴 全身倦怠感,高CK血症

現病歴
　半年くらい前から全身倦怠感が出現し徐々に増悪している.最近は少し動いただけでも息切れを感じるようになった.昨日,近医の血液検査でCK 5,592 IU/Lと異常高値を認めたため紹介受診となった.

既往歴
　胆石症(胆嚢摘出術後)

身体所見
　意識:清明だが,ぼんやりしている　体温:36.7℃　心拍数:73/分
　血圧:103/67 mmHg　呼吸:12回/分

顔:眉毛薄い,眼瞼浮腫(+),声:著明な低音,咽頭発赤(−)
甲状腺:触知せず　胸部:呼吸音清,心音整・雑音(−)
腹部:平坦・軟,四肢:浮腫(−)把握痛(−)
神経学的所見:アキレス腱反射で弛緩相の遅延著明

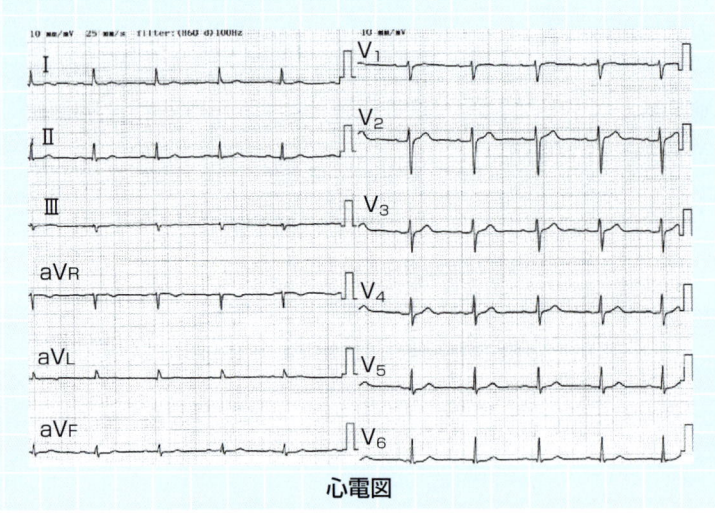

心電図

Question
①心電図の所見は？　②診断は？

解答は128ページ

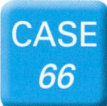

CASE 66 足が脹れてきた，呼吸も苦しい・・・ ★

患者 48歳　女性
主訴 呼吸困難

現病歴
数日前から労作時に呼吸困難あり．昨日から安静時にも呼吸困難が出現するためERを受診．

身体所見
意識：清明　体温：37.0℃　心拍数108/分　血圧：137/74 mmHg
呼吸：20回/分　酸素飽和度：92%（room air）

10日前から左足が痛く，しだいに腫れてきたと言う．

【胸部X線写真】 異常なし

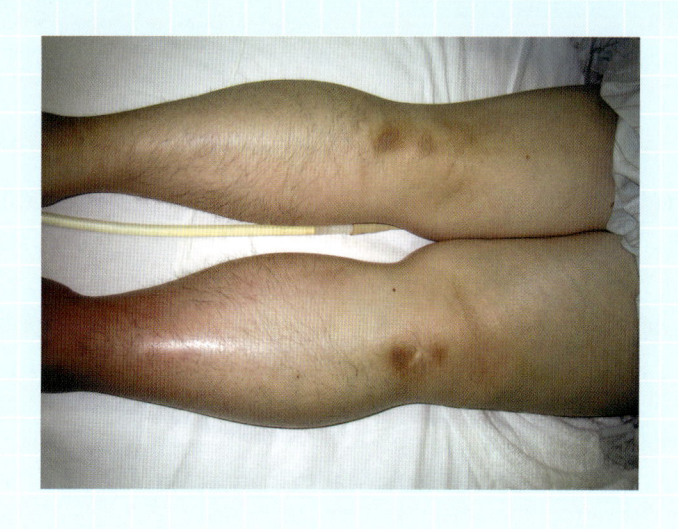

① ERで追加するべき検査は？　② 診断は？

解答は129ページ

Answer

CASE 64 ①酸素投与，β₂刺激薬吸入，副腎皮質ステロイド点滴静注にて全身状態は安定した．②本症例ではアナフィラキシーを必ず鑑別診断に入れるべきである．詳細な問診を取り直したところ，市販の総合感冒薬を内服すると乾性咳が止まらなくなり息苦しくなること，副鼻腔炎の手術は鼻茸切除であったことが判明した．

〔最終診断〕アスピリン喘息　aspirin-induced asthma

　成人喘息患者の1割はNSAIDs感受性があり，鼻茸が存在する場合そのリスクはさらに高まる．喘息患者にNSAIDsを処方する際に注意を要することは比較的知られているが，喘息の診断が下っていない場合もあるため，アレルギー歴の聴取がポイントとなる．塩基性非ステロイド性抗炎症剤（チアラミド（ソランタール®））やアセトアミノフェンは比較的安全に投与が可能である．

Snap Diagnosis

NSAIDs 服用直後の呼吸困難 ＋ 鼻茸 → アスピリン喘息

（出題：井口光孝）

CASE 65 当院で施行した心電図ではⅠ度房室ブロックを認めるもののST-T変化は認めず，虚血性心疾患は否定的であった．声が非常に低く，全体にぼんやりしている印象から甲状腺ホルモンを測定したところTSH 169.7μIU/mL（基準値 0.500-5.00），Free T₄ 0.13 ng/mL（0.90-1.70）であった．抗TSHレセプター抗体陰性，抗サイログロブリン抗体・抗甲状腺ペルオキシダーゼ抗体はいずれも高値陽性であったことから慢性甲状腺炎（橋本病）と診断した．

〔最終診断〕甲状腺機能低下症（橋本病）
　　　　　　hypothyroidism（Hashimoto's thyroiditis）

　甲状腺機能低下症の患者にCK高値を認めることは比較的多いがメカニズムは不明である．甲状腺機能低下症の患者ははっきりとしない訴えで来院することが多い．心因性やストレスといった言葉で片づける前にしっかりと評価する習慣をつけたい．

Snap Diagnosis

心電図変化のないCK高値 ＋ はっきりしない訴え → 甲状腺機能低下症

（出題：井口光孝）

Answer

CASE 66 「一側の下肢腫脹＋呼吸困難」あるいは「胸部 X 線で異常なし＋呼吸困難」というキーワードが揃ったら，肺塞栓症を考慮する必要がある．

　肺塞栓症は，頻脈，呼吸困難，発熱，喀血といった症状が教科書的には記載されているが，実際にこれらの症状の頻度は 7〜50％程度といわれており，胸部 X 線や心電図所見も 10〜25％は正常所見であるとされている．このため，肺塞栓症は疑うことが重要であり，「○○がないから肺塞栓症の可能性は低いであろう」と安易に判断することは禁物である．

　肺塞栓症の診断には Well's criteria など種々の診断ツールを用いた診断基準が提案されている．

Well's criteria	スコア
・下肢の浮腫，深部静脈の圧痛	3.0
・他に考えられる疾患がない	3.0
・HR＞100/分の頻脈	1.5
・長期臥床，4 週以内の外科手術	1.5
・肺塞栓症，深部静脈血栓症の既往	1.5
・喀血	1.0
・悪性腫瘍（治療中，6 ヵ月以内に治療）	1.0

2 点以下：低危険度（発症率 3.6％）
3〜6 点：中等度危険度（発症率 20.5％）
6 点より高い：高危険度（発症率 66.7％）

　臨床経験が少ない医師もこれらのツールを用いることで，専門医と同じくらい正確に検査前確率を推定できるというから是非活用したい（JAMA 290：2849-2858, 2003）．Well's criteria で 4 点未満の場合は D-dimer を測定し，陰性であれば肺塞栓の発症率は 0.5％未満で可能性は低く，4 点より高い場合や 4 点未満で D-dimer が陽性の場合は肺動脈造影 CT を実施する（JAMA 295：172-179, 2006）．

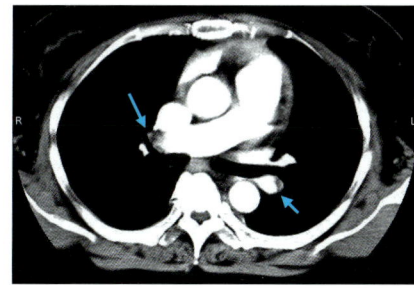

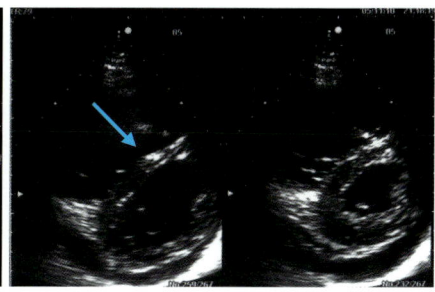

肺動脈造影 CT
肺動脈の造影欠損を認める（矢印）．

心エコー検査
右心室の拡大，左心室の圧迫（矢印）を認める．

ベッドサイドで心エコーを施行し，右心室の拡大や左心室の圧迫所見などが認められる場合は血栓溶解療法や血栓除去術などの治療が必要となる場合が多い．

〔最終診断〕肺塞栓症　pulmonary embolism

　近年，肺塞栓症が肺気腫などによる慢性呼吸不全患者の急性増悪の原因となることが報告されている．慢性呼吸不全の急性増悪では感染や気胸の合併を検索し，これらが認められない場合は肺塞栓症を考慮する必要がある．

Snap Diagnosis

一側の下肢腫脹　＋　呼吸困難　→　肺塞栓症

（出題：岩田充永）

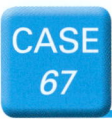

CASE 67　時間単位で症状は悪化・・・　★★

患者　51歳　男性
主訴　背部痛

現病歴
　1週間前から背部に違和感があった．昨日から背部に激痛を感じ，38℃台の発熱も出現したためERを受診した．痛みの性状は持続痛で，両側腰部から大腿にかけて広がる．来院時には暴れるくらいの強い痛みあり．食欲不振（＋）
　陰性症状：嘔吐，下痢，便秘，しびれ

既往歴
　交通事故のため脾臓摘出（35歳）

身体所見

> 意識：JCS Ⅰ-3　体温：35.4℃　心拍数：108/分　血圧：95/55 mmHg
> 呼吸：18回/分　酸素飽和度：93％（room air）

腹部：平坦・軟　臍周囲に軽度圧痛（＋）　筋性防御（±）　腫瘤（−）　肝・脾触知（−）
Murphy sign（−）　反跳痛（−）　McBurney sign（−）　CVA tenderness（−）
背部：椎体叩打痛（−）
四肢：浮腫（−）　両側で straight leg raise test（＋）
診察中，嘔吐と尿失禁があり，血圧は 66/45 mmHg のショックバイタルとなった．

血液検査
　WBC 4,100/μL，Hb 14.9 g/dL，Ht 44.2％，Plt 12.4万/μL，TP 6.3 g/dL，Alb 3.5 g/dL，T.bil 0.7 mg/dL，AST 21 IU/L，ALT 29 IU/L，Amy 26 mg/dL，CPK 85 mg/dL，BUN 17.0 mg/dL，Cr 0.73 mg/dL，Na 138 mEq/L，K 2.9 mEq/L，Cl 100 mEq/L，Ca 8.7 mEq/L，CRP 24.4 mg/dL

尿検査
　pH 6.5，蛋白（3＋），糖（−），潜血（3＋），赤血球沈渣　多数，白血球沈渣　0-2/F，硝子円柱　1/全，顆粒円柱　1/全

動脈血検査
　pH 7.34，PCO$_2$ 36 mmHg，PO$_2$ 57 mmHg，HCO$_3^-$ 19 mEq/L
　アニオンギャップ（AG）＝19 の AG が増加した代謝性アシドーシスあり

次ページに続く

> Problem List
>
> #1　ショック
> #2　軽度の意識障害
> #3　背部の激痛
> #4　AGが増加した代謝性アシドーシス
> #5　血尿・蛋白尿

時間単位で急速に症状は悪化し，挿管＋人工呼吸器管理となった．補液と高用量のノルアドレナリンを使用し血圧を維持した．来院7時間後には血小板2.7万まで減少．全身の紅斑（網状暗赤色）が著明となった．

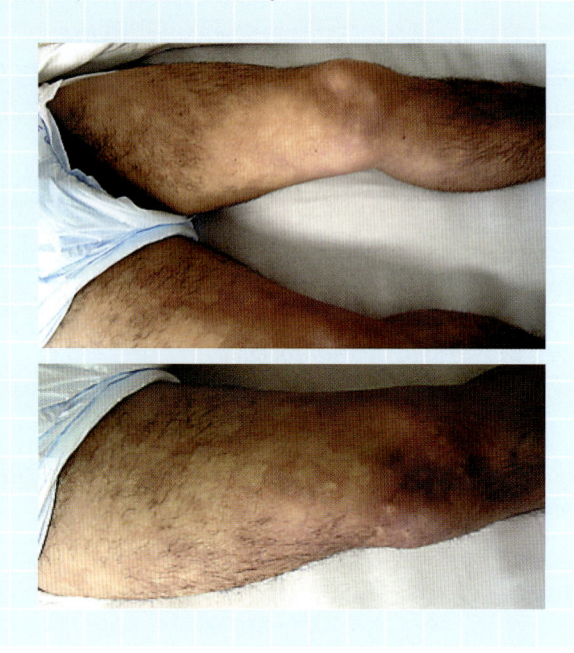

Question

なぜこんなに急速に症状が悪化するのか？

解答は134ページ

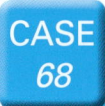

CASE 68 発熱と移動する頸部痛・・・ ★

患者 51歳 女性
主訴 発熱，移動する頸部痛

現病歴
　来院10日前より前頸部違和感と37℃後半の微熱があり，近医に通院したが改善しなかった．5日前より両耳介下部を含め，前頸部のさまざまな部位に自発痛が移動する（左下図）ようになった．耳鼻科も受診したが病的所見は認められなかった．40℃台まで発熱するようになり精査・加療目的でERへ紹介された．

既往歴　特になし

身体所見

> 意識：清明　体温：38.9℃　心拍数：108/分
> 血圧：130/70 mmHg　呼吸：16回/分

眼瞼結膜：貧血（－）　　咽頭：発赤（－）口蓋扁桃の腫大/発赤（－）
頸部：右前頸部全体に圧痛（＋）甲状腺軽度腫大（＋）右葉に有意に圧痛（＋）右浅頸リンパ節数個触知
胸部：呼吸音清，心音整・頻脈（＋）・雑音（－）　　腹部：平坦・軟

検査所見
　血液検査にて白血球増多，炎症反応高値，ALP異常高値を認めた．

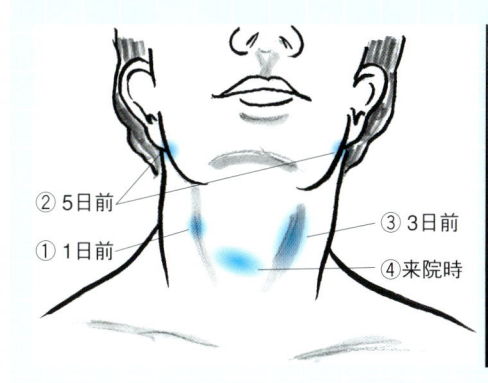

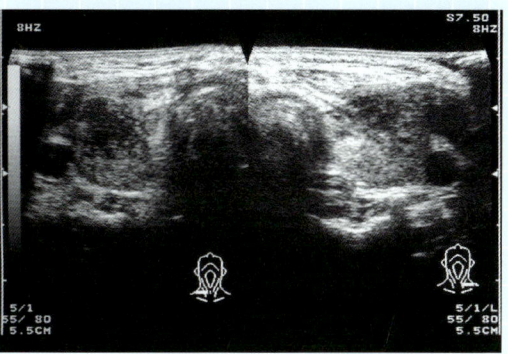

② 5日前
① 1日前
③ 3日前
④ 来院時

甲状腺超音波検査

Question
診断は？

解答は135ページ

Answer

CASE 67 血液培養からインフルエンザ菌が検出された．

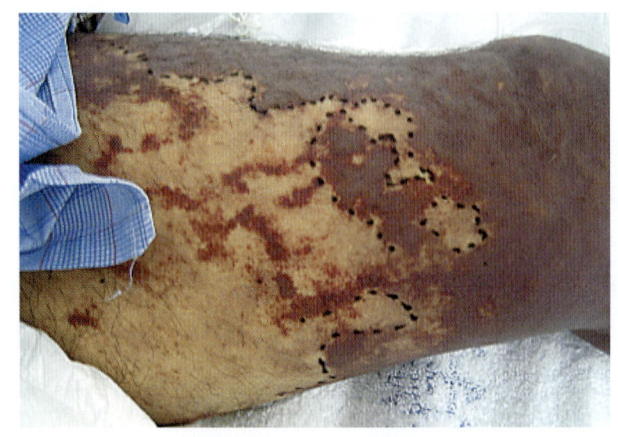

翌日の左大腿部　皮下出血

　無脾患者に肺炎球菌，インフルエンザ菌，髄膜炎菌感染症が起こると，菌の増殖が速いため数時間でショックになることが知られている．悪寒，発熱，筋肉痛，嘔吐，下痢の前駆症状の後，DIC，電撃性紫斑病，昏睡，四肢壊死を起こす（レジデントのための感染症診療マニュアル，第2版：1159, 2008）．

〔最終診断〕脾摘後敗血症　postsplenectomy sepsis

Snap Diagnosis

脾摘患者　＋　ショック　→　脾摘後敗血症

（出題：伊藤圭介・山中克郎）

Answer

CASE 68 TSH 0.020μIU/mL（基準値 0.500-5.00），free T$_4$ 7.77 ng/mL 以上（0.90-1.70），抗 TSH レセプター抗体・抗サイログロブリン抗体・抗甲状腺ペルオキシダーゼ抗体いずれも陰性，甲状腺シンチグラム：取り込みが著しく低下，以上の検査結果から亜急性甲状腺炎と診断した．超音波検査でも右葉の腫大および両側に辺縁不整で内部不均一な低エコー領域を認め，亜急性甲状腺炎に矛盾しない所見であった．

〔最終診断〕亜急性甲状腺炎　subacute thyroiditis

　亜急性甲状腺炎の場合，患者の訴えは咽頭痛・頸部痛が主で他の症状は非特異的であり，咽頭炎と誤診され見逃されやすい．しかし，咽頭炎と比較し有症状期間が長いこと，耳や対側に移動する咽頭や頸部の痛みは本症の特徴である．

Snap Diagnosis

発熱 ＋ 移動する咽頭/頸部痛 → 亜急性甲状腺炎

（出題：井口光孝）

ミュンヒハウゼン症候群

　昨夜からの腹痛で来院した38歳の女性．腹部X線写真を撮りビックリ！

　ミュンヒハウゼン症候群の患者は「患者であることが目的」のため，特に利益がないにも関わらず苦痛を伴う検査や危険な手術をいとわない．目的があって症状を捏造する詐病や，無意識のうちに身体症状を呈する転換性障害（転換型ヒステリー）とはこの点が異なる．慢性の腹痛のため何回も開腹手術を受ける患者もいる．薬の副作用や繰り返される検査・手術のため予後は不良である．

　信じられないことであるが，母親がわが子に毒物を飲ませたり，バクテリアを点滴のチューブに入れたりして病人に仕立て，自分が献身的に看護する姿を演出する代理ミュンヒハウゼン症候群もある．

Pearls of wisdom

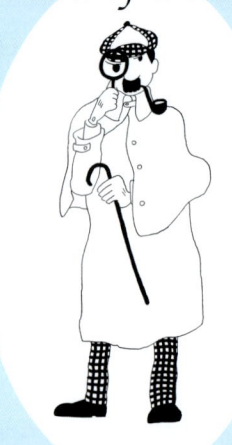

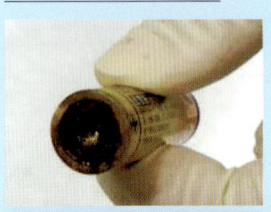

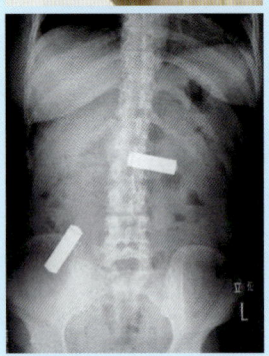

胃内視鏡で乾電池が回収された．

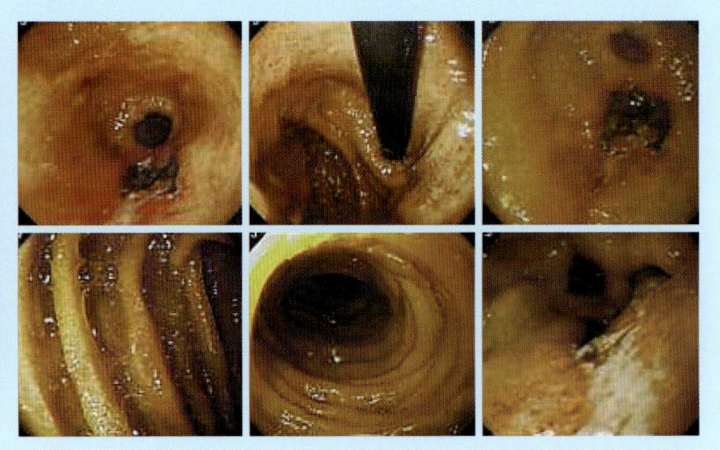

CASE 69 頸部後屈で痛みが増悪・・・ ★★

患者 68歳　男性
主訴 突然の後頸部痛

現病歴
　本日，座位で事務作業中に突然後頸部痛を自覚．同時に四肢のしびれと動かしにくさも生じたが，介助で何とか歩くことはできた．痛みがひどく，頸部後屈で増悪するため ER を受診した．外傷歴はない．
　陰性症状：頭痛，嘔気，嘔吐

既往歴　特になし

身体所見

意識：清明　体温：36.1℃　心拍数：62/分
血圧：192/111 mmHg　呼吸：14回/分

頸部：項部硬直（−），血管雑音（−），後頸部に圧痛認め後屈で増悪

神経学的所見
脳神経に異常所見なし
四肢筋力/知覚低下（−），Jackson test（−），Spurling test（−）
深部腱反射：下肢腱反射の亢進を認めた（右上図）

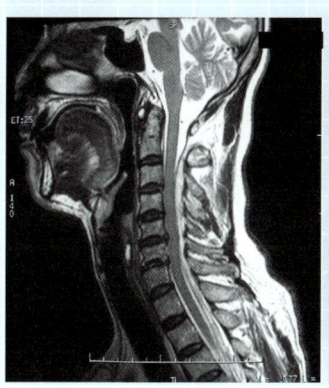

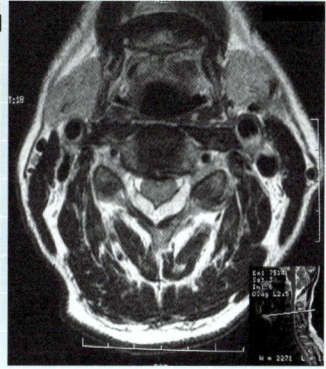

頸椎 MRI　T2 強調

Question
診断は？

解答は 140 ページ

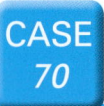

CASE 70　1週間前から後頸部痛・・・　★★

患者　46歳　男性
主訴　後頸部痛

現病歴
1週間前から左後頸部痛があったが，自然に改善した．来院当日の朝，突然ズキズキした右後頸部痛が出現し，ふらついて動けなくなったため，救急車でERに搬送された．

既往歴
特になし

生活歴
喫煙あり

身体所見
意識：清明　体温：36.5℃　脈拍：60回/分　血圧：107/72 mmHg
呼吸：18回/分　酸素飽和度：98％（room air）

項部硬直（−）　ケルニッヒ徴候（−）
脳神経：異常所見なし
指鼻試験：正常
四肢の運動/感覚：正常

検査所見
頭部CT所見

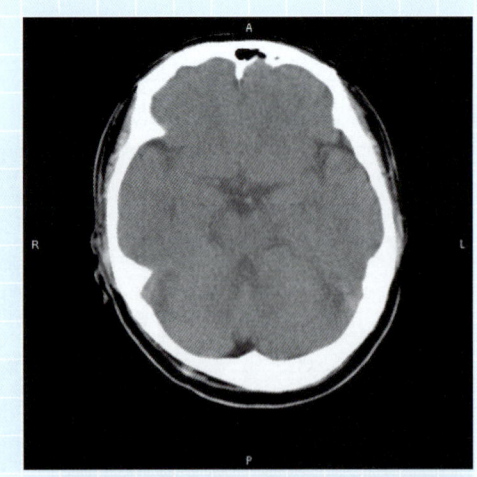

頭部CT

Question
①鑑別診断は？　②追加すべき検査は？

解答は141ページ

CASE 71 頭痛が治らない・・・ ★

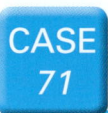

患者 29歳　女性
主訴 頭痛

現病歴
2週間前に風邪をひき，鼻汁がよく出ていた．近医（耳鼻科）を受診し投薬により症状は軽快．2時間前から右眼奥からこめかみ付近に拍動性頭痛あり．市販鎮痛薬を飲んでも頭痛が治まらないため心配になりERを受診した．

陰性症状：咳，痰，下痢，食欲低下

以前に頭痛を起こしたことはない．光・音過敏（−）．嘔気（−）．1週間前まではよく鼻をかんでいた．黄色い鼻汁（−）．

前かがみになると頭痛がひどくなる．

既往歴
特になし

薬剤歴
近医処方の鼻炎の薬

身体所見
意識：清明　体温：36.9℃　心拍数：70/分　血圧：106/67 mmHg　呼吸：14回/分

顔面：右前額部に叩打痛（＋）　右眼下方に圧痛（＋）
頸部：甲状腺やや腫大あり/圧痛（−），項部硬直（−），右前頸部リンパ節 2個触知/圧痛（−）

Question
①可能性の高い診断は？　②どのような検査をオーダーすべきか？

解答は142ページ

Answer

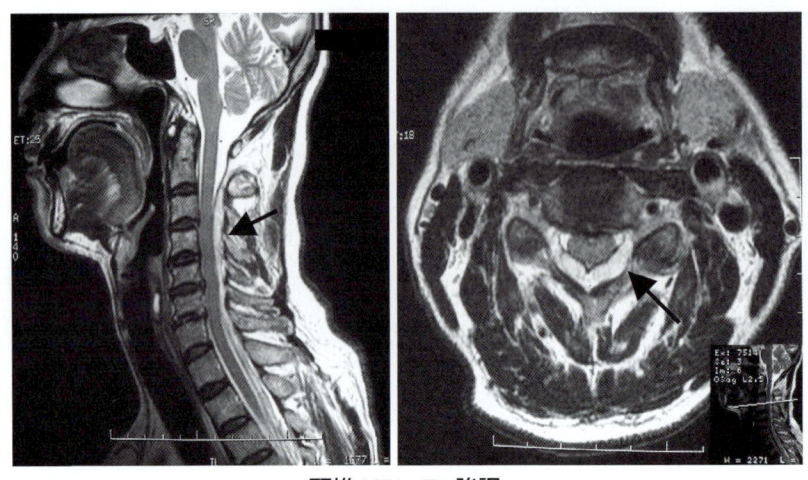

CASE 69 頸椎硬膜外血腫は非常にまれな疾患（頻度：1人/100万人）であるが，理解していないと麻痺が進行して手術機会を逸する可能性がある．特発性が約50％を占めるが，抗凝固療法はrisk factorになる．頸胸椎移行部に多く，頸部と背部の激痛，四肢麻痺を起こす．今回の症例のように症状が進行しないで軽快する場合には，見逃す可能性があるため注意を要する．診断はMRIにてT1：iso，T2：highの血腫を見つけることである．

頸椎 MRI　T2強調

多くの場合は手術適応となる．この症例は4日間の安静にて軽快し，1カ月後には血腫は消失した．頸部痛の鑑別診断には頸椎疾患に加え，髄膜炎，硬膜外膿瘍，脊髄腫瘍なども挙がるが，これらでは突然発症の病歴はまれと考えられる．

〔最終診断〕頸椎硬膜外血腫　cervical spine epidural hematoma

Snap Diagnosis

突然の後頸部痛　＋　四肢麻痺　→　頸椎硬膜外血腫

(出題：丸井伸行)

Answer

CASE 70 　頭部 CT 検査では特に異常を認めない．46 歳と若年であり後頸部痛＋頸部痛後のふらつきがあることから，脳血管障害ならば内頸動脈/椎骨動脈解離を考えたい．他の鑑別診断としては頸椎症，パニック障害がある．

　頭部 3D-CT Angio の結果，右椎骨動脈は描出されず，左椎骨動脈および脳底動脈の解離像が認められた（矢印）．

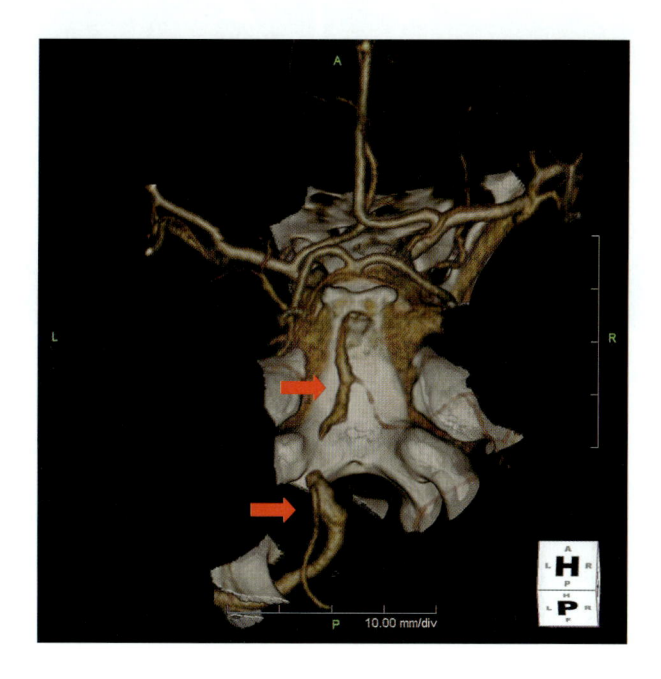

〔最終診断〕椎骨脳底動脈解離　dissection of vertebral artery

　頭蓋内解離性動脈瘤はほぼすべての主要動脈に生じうるが，椎骨脳底動脈系が多い．若年者〜中年の男性に優位にみられ，クモ膜下出血や脳虚血で発症することが多く，頭痛・後頸部痛・背部痛・めまい・嘔吐・Wallenberg 症候群など多彩な症状を示す．本症例のように中年男性の突然の後頸部痛とふらつきを訴える場合は，まずは本疾患を疑うことが重要で，頭部 CT で異常所見が指摘できなくても，MRI・MRA・basi-parallel anatomical scanning（BPAS）-MRI・3D-CTA を駆使し，必要があれば脳神経外科にコンサルトすることも念頭におきたい．

Snap Diagnosis

中年男性の突然の後頸部痛 ＋ ふらつき → 椎骨脳底動脈解離

（出題：伊藤祐一）

Answer

CASE 71 症状と身体所見から副鼻腔炎を疑い，副鼻腔 CT をオーダーした．

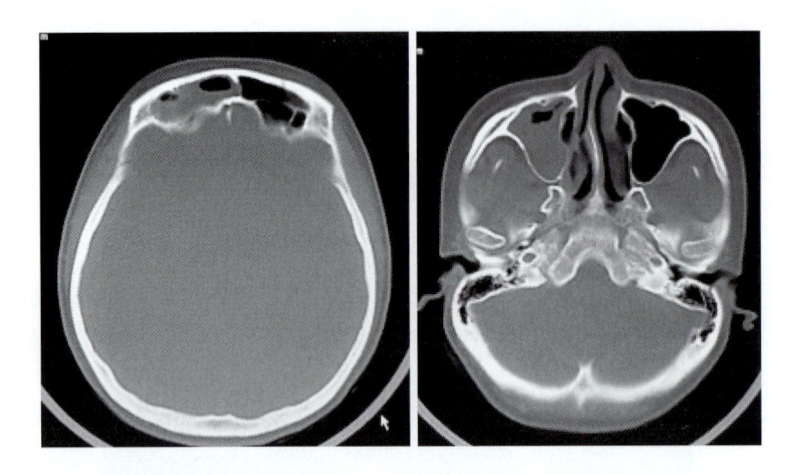

〔最終診断〕急性副鼻腔炎　acute sinusitis

　鼻をかむ行為は鼻腔内圧を高め，鼻汁を鼻腔から副鼻腔へ押し込む．副鼻腔炎のほとんどはウイルス性であるが，0.5〜2％は細菌性（肺炎球菌，インフルエンザ菌）である．①7日以上続く症状，②顔面痛，③緑黄色の鼻汁のうち 2 つ以上があれば抗菌薬（アモキシシリン）投与の適応がある（MKSAP15, General Internal Medicine：102, 2009）

　副鼻腔 CT が感度/特異度の点で，単純 X 線写真より優れている．

Snap Diagnosis

前かがみになるとひどくなる頭痛 ＋ 顔面の圧痛 → 副鼻腔炎

（出題：山中克郎）

二次性頭痛を示唆する危険なサイン（red flag）
- ✓ 生まれて初めての突然のひどい頭痛
- ✓ 意識障害
- ✓ 脳神経学的異常（視力障害，構音障害，瞳孔不同，片麻痺，異常反射）
- ✓ 項部硬直
- ✓ 側頭動脈の圧痛/硬結
- ✓ HIV 陽性

CASE 72　頸部腫脹を伴う開口障害・・・　★

患者　45歳　女性
主訴　頸部腫脹，発熱

現病歴
　数カ月間，左智歯部の痛みを感じていた．しかし仕事が忙しく放置しており，市販の鎮痛薬でしのいでいた．受診3日前頃から，発熱とともに頸部が腫れてきた．受診前日には開口障害を認めた．その後も徐々に悪化してきたために救急外来に受診となった．

既往歴
　特記すべき既往なし．

身体所見

意識：清明　体温：38.0 ℃　脈拍：98回/分　血圧：125/65 mmHg
呼吸：16回/分　酸素飽和度：98％（room air）

　口腔内：左智歯部の歯肉腫脹と発赤あり，左智歯にう歯あり
　頸部所見：下端に境界を持った頸部腫脹を認める．圧痛あり

検査所見
　白血球 21,000/μL，CRP 16.8 mg/dL

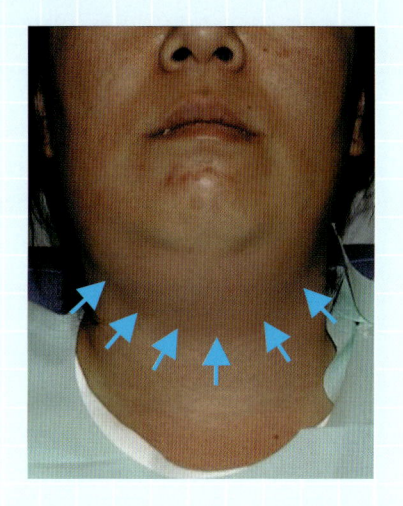

Question
①診断は？　②下端に境界を持った頸部腫脹はなぜ生じるのか？

解答は146ページ

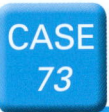

CASE 73 ベトナム旅行中の発熱・・・ ★★

患者 35歳　男性
主訴 発熱

現病歴
　前日までの3週間，ベトナムを旅行していた．2週間前から発熱，咳，大腿部・上腕の筋肉痛あり．その後，解熱したが6日前から再び発熱と筋硬直があり本日帰国した．

既往歴　特になし
内服薬　なし
身体所見

> 意識：清明　体温：37.5℃　脈拍：72回/分
> 血圧：100/62 mmHg　酸素飽和度：97%（room air）

やや元気なし
口腔：咽頭発赤軽度
頸部：有痛性の後頸部リンパ節を両側に数個触知
腹部：肝臓触知4横指，脾臓触知2横指
皮膚：両下腿に皮下出血（1〜2 mm）多数
　以外は異常所見なし

検査所見
WBC 2,400/μL（Stab 10%，Seg 35%，Lymph 50%，Eo 0%，Mono 5%），Hb 15.4 g/dL，Plt 9.3万/μL，Alb 4.2 g/dL，T. bil 0.3 mg/dL，AST 45 IU/L，ALT 47 IU/L，LDH 370 mg/dL，ALP 195 mg/dL，γ-GTP 42 mg/dL，BUN 16 mg/dL，Cr 0.93 mg/dL，CK 307 IU/L

Problem list

> #1　ベトナム旅行中からの発熱　#2　肝脾腫　#3　皮下出血
> #4　白血球・血小板減少

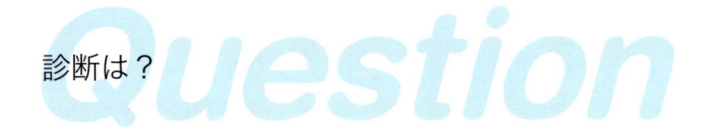

Question 診断は？

解答は147ページ

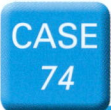

CASE 74 食べ頃のオクラだね・・・ ★

患者 43歳　男性
主訴 気分が悪い

現病歴
　自宅で足のふらつきあり．通勤途中，乗用車を運転中に気分が悪くなり救急車を呼んだ．ER到着時，白衣の色を緑色と間違え，ナースの額に図面が書いてあると言った．
　妻「昨日，観賞用に栽培していたベランダの朝鮮朝顔を夫が見て『食べ頃のオクラだね』と言っていた．今朝，朝鮮朝顔が3個なくなっていた．」
　患者「オクラを食べて1時間半くらいしたら足がふらついてきた．」

既往歴
　特になし

職業
　会社員

身体所見

意識：JCS 2，GCS E4 V4 M6　体温：37.9℃　心拍数：116/分
血圧：135/75 mmHg　呼吸：24回/分　酸素飽和度：96%（room air）

瞳孔：7 mm　R＝L　対光反射あり
口腔粘膜/皮膚：乾燥
それ以外は異常所見なし

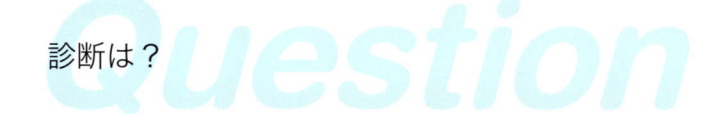

Question
診断は？

解答は148ページ

Answer

CASE 72 顎下膿瘍（ludwig's angina）である．智歯部の歯性感染症が波及して，submandibular space に膿瘍形成が生じた．口腔外科で切開排膿を行ったうえで，口腔内の常在菌群をターゲットとして，ABPC/SBT の投与を行った．膿瘍が改善し，状態が落ち着いたところで左智歯の抜歯を行った．

　submandibular space は舌と口腔底の筋群で隔されたスペースである．口腔底の筋群が舌骨に集中し，境界を形成する．したがって顎下膿瘍では初期に舌骨部に境界を持った頸部腫脹を呈することになる．

　本症例では開口障害を認めており lateral pharyngeal space にも炎症が波及していることが予想される．このような症例を放置すると深頸部のさまざまなスペースに感染が波及して重篤な状態を呈しうるために注意が必要である．

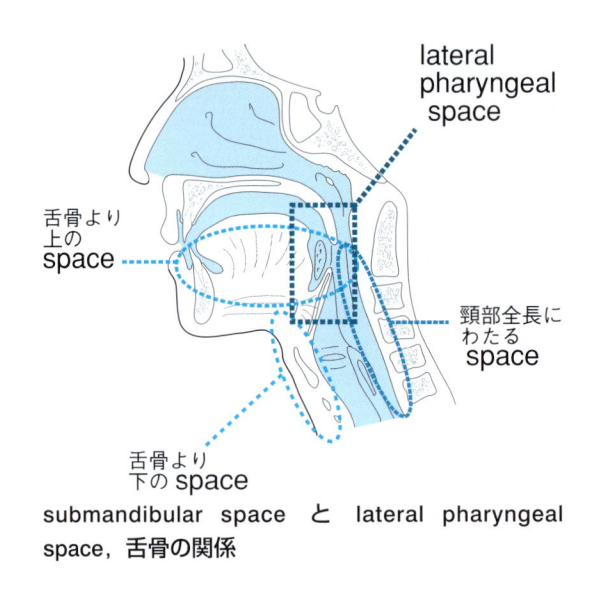

submandibular space と lateral pharyngeal space，舌骨の関係

〔最終診断〕顎下膿瘍　ludwig's angina

Snap Diagnosis

舌骨部に境界を持つ頸部腫脹 ＋ 発熱 → 顎下膿瘍（ludwig's angina）

（出題：佐藤泰吾）

Answer

CASE 73 #1 ベトナム旅行中からの発熱，#2 肝脾腫，#3 皮下出血，#4 白血球・血小板減少からデング熱が疑われる．マラリアも大切な鑑別診断である．末梢血スメアで毎日赤血球を観察したが貧血の進行もなく否定的であった．

　デング熱は蚊により媒介されるウイルス感染症で，潜伏期間は 4〜7 日間とされる．症状は発熱（二峰性），筋肉痛，嘔気・嘔吐，倦怠感，皮疹（斑丘疹，点状出血）である．肝機能障害，白血球減少，血小板減少が特徴的である．デング出血熱を起こすと，いったん平熱になった後に，血管浸透性の増大による血漿漏出のため消化管出血を起こしたりショックとなる．デング熱の再感染時にデング出血熱になる可能性が高いとも言われている．

　この症例ではデングウイルス抗体 IgM が高値であった．

〔最終診断〕デング熱　dengue fever

Snap Diagnosis

　東南アジア帰りの発熱・筋肉痛患者　＋　白血球・血小板減少
　→　デング熱

(出題：山中克郎)

Answer

CASE 74 朝鮮朝顔（エンゼルトランペット）はアルカロイドを種子に多く含む．1804 年に華岡青洲は朝鮮朝顔から麻酔薬を作り，世界で初めて乳ガンの手術を行った．アルカロイドは抗コリン作用を有する．抗コリン作用では，❶**高体温**，❷**皮膚紅潮**，❸**皮膚乾燥**，❹**散瞳**，❺**錯乱**が起こる（臨床中毒学：447, 2009）．抗コリン作用を示す原因薬剤として抗コリン薬（アトロピン，スコポラミン），抗ヒスタミン薬，三環系抗うつ薬がある．

　高齢者ではアセチルコリンの分泌量が減少しているため，上記の薬でアセチルコリンがアセチルコリン受容体へ結合するのをブロックすると，抗コリン作用（錯乱，ふらつき，眼圧上昇，口渇，排尿困難，便秘）が出やすい．高齢者に安易に総合感冒薬（抗ヒスタミン薬）を処方してはいけない理由はここにある．

〔最終診断〕朝鮮朝顔による抗コリン作用　anticholinergic effects

Snap Diagnosis

発熱 ＋ 皮膚紅潮と乾燥 ＋ 散瞳 ＋ 不穏 → 抗コリン作用

（出題：山中克郎）

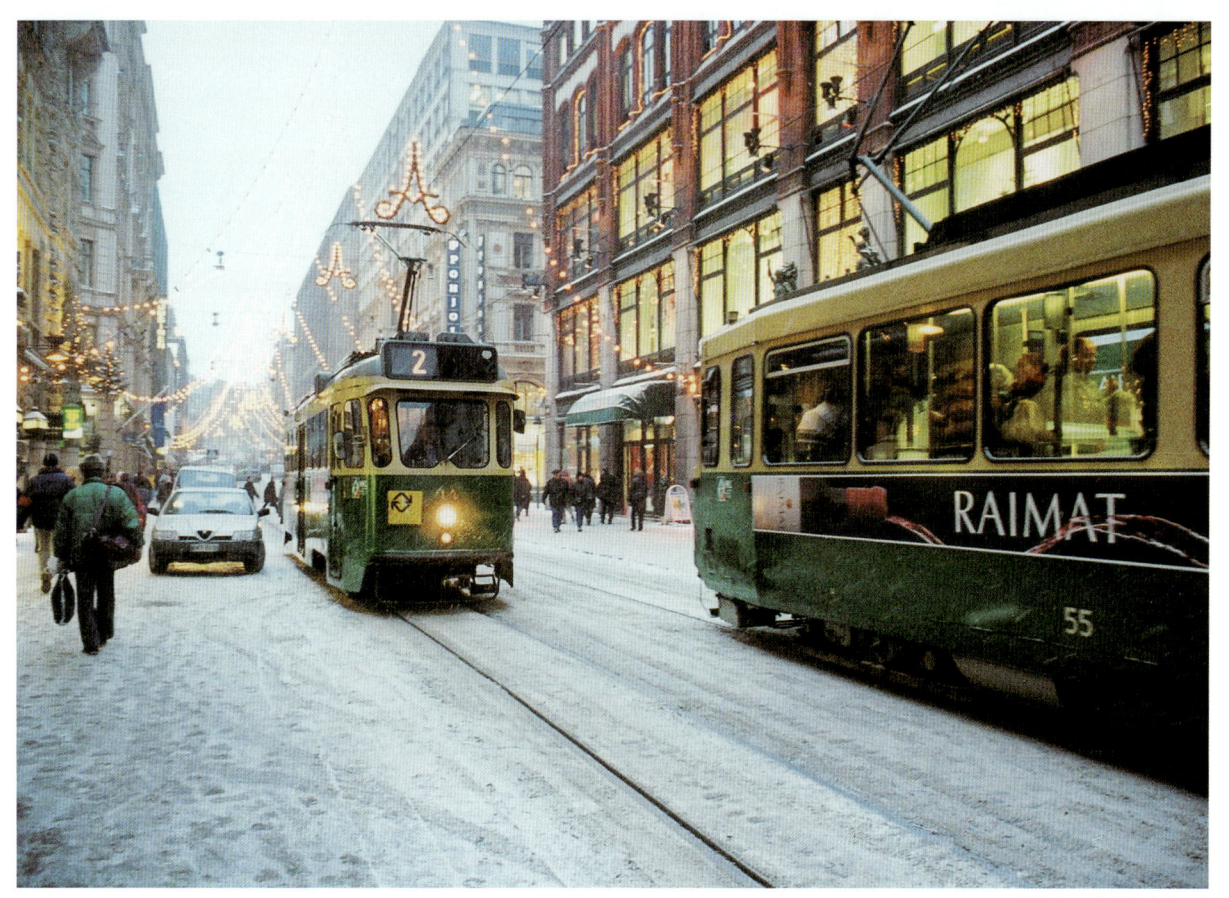

Finland, Helsinki

こんな風景を見ると、
また旅に出たくなる。
…世界はあまりに広く、
人生はあまりに短い。

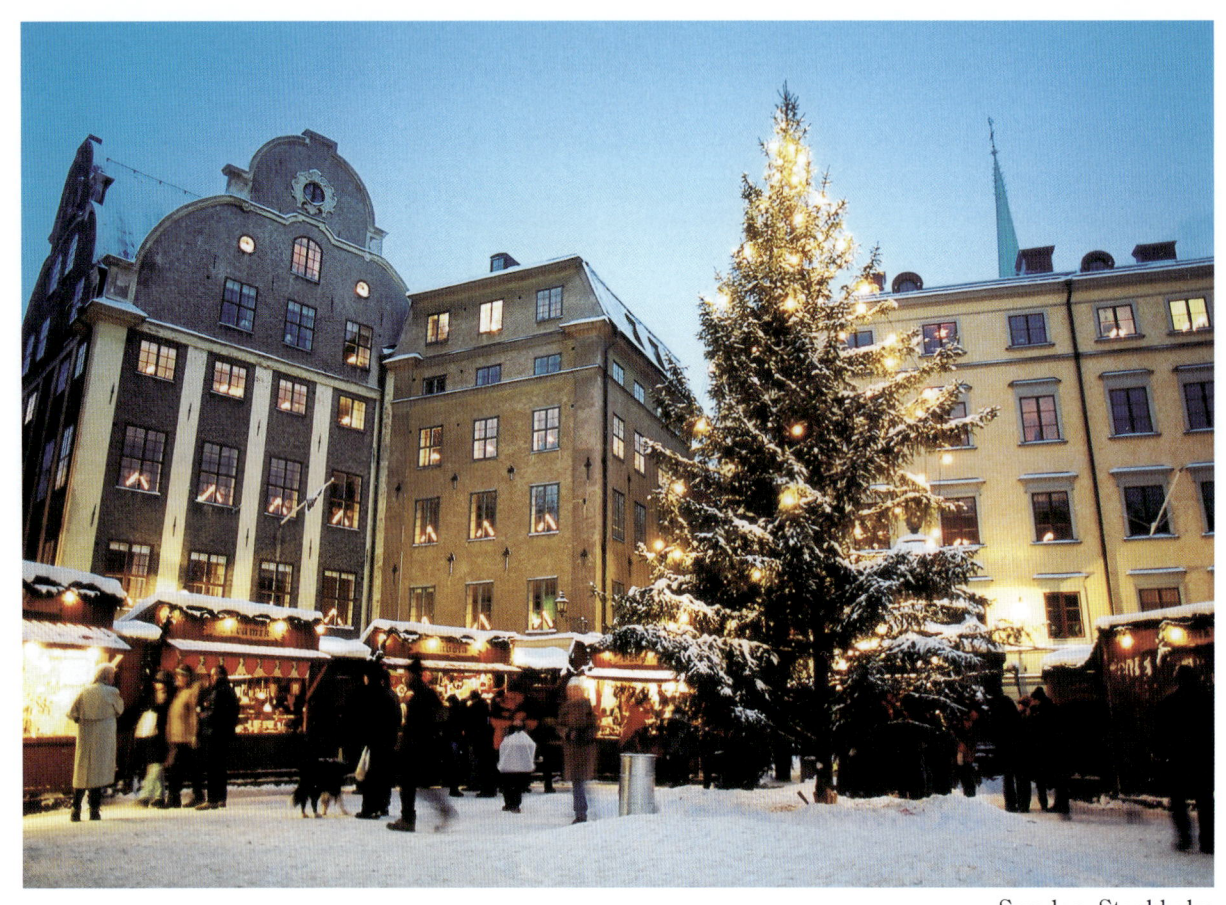

Sweden, Stockholm

人生ってやつは、
思い通りにはいかないものだ。
だから少しだけ思い通りにいったら、
素直に喜びたい。

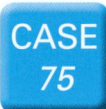

CASE 75　深夜の左側腹部痛・・・　★

患者 66歳　男性
主訴 突然発症の左側腹部痛

現病歴
　就寝中の深夜2時に突然，左側腹部痛が出現し目覚めた．pain scale は 9〜10/10 の持続痛．随伴症状，痛みの放散や移動は認めなかった．1時間ほど様子を見ていたが我慢できなくなり救急車で ER に来院した．

既往歴
　健康診断で不整脈を指摘されたが，精査の結果「期外収縮」と言われた．

身体所見
意識：清明　体温：36.4℃　心拍数：90/分	
血圧：164/94 mmHg　呼吸：20回/分	

外見：苦悶様
眼瞼結膜：貧血（－）　　胸部：呼吸音清，心音：irregularly irregular　雑音（－）
腹部：平坦・軟　腸音 hypo active　圧痛（－）筋性防御（－）血管雑音（－）
肋骨脊柱角叩打痛：両側（－）　　四肢：動脈拍動触知可能

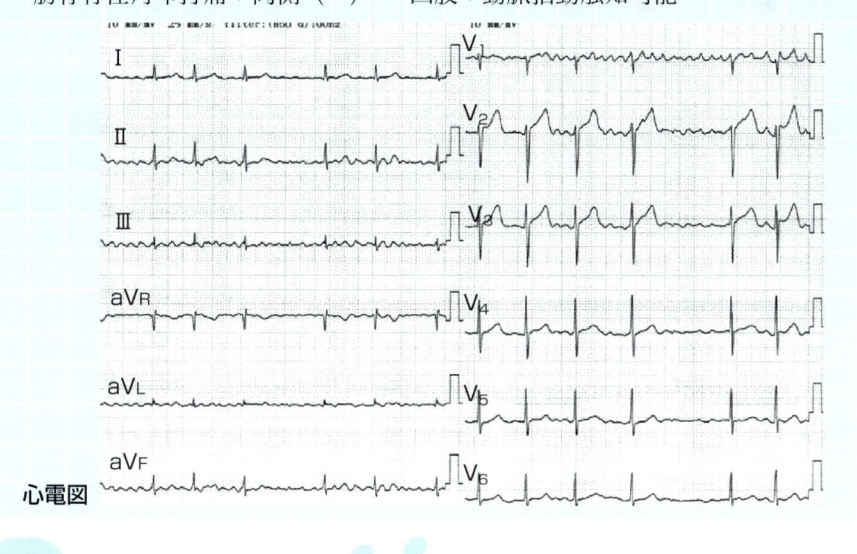

心電図

Question
①心電図所見は？　②鑑別診断は？　③実施する検査は？

解答は 154 ページ

CASE 76 明け方，妻に暴力・・・　★★★

患者 80歳　男性
主訴 夜間の異常行動

現病歴
　最近物忘れがひどくなってきた．また，歩き方が遅くなってきたと自覚している．本日は明け方に怖い夢をみて大声を出したり，立ち上がって夢を見ているまま行動し隣で寝ている妻を叩いたり蹴ったりするため受診した．

既往歴
　軽度の認知症

身体所見
　意識：清明　体温：36.5℃　脈拍：70回/分　血圧：140/80 mmHg
　呼吸：14回/分　酸素飽和度：98％（room air）

　眼瞼結膜：貧血（－）黄染（－）
　肺野：呼吸音清　左右差（－）
　心音：不整（－）雑音（－）
　腹部：軟，圧痛（－）
　四肢：浮腫（－）チアノーゼ（－）
　神経学的所見：軽度の短期記憶障害を認める．軽度の固縮を両側の上肢，下肢に認める．歩行はやや前傾しており，あたかも脚が床に張り付いているかのようにゆっくりと歩行する．振戦（－）

Question
①この現象は何か？　②確定診断には何が必要か？
③合併していることが疑われる病気は？

解答は155ページ

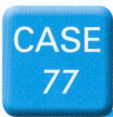

CASE 77 体が痛くて起き上がれない・・・ ★

患者 28歳　男性
主訴 全身筋肉痛

現病歴
　今朝は全身の筋肉痛のため起き上がることができなかった．午前中は家で休んでいたが，昼になっても症状の軽快がなかったためERを受診した．昨日の夕食はカレー．
　飲酒（−）激しい運動（−）下痢（−）嘔吐（−）利尿薬の使用（−）サプリメント（−）
　体重減少：10 kg/4年間，食欲はある

既往歴
　最近6カ月間，毎月同様の症状がある（程度は軽い）

身体所見

意識：清明　体温：36.9℃　脈拍：86回/分　血圧：127/72 mmHg
呼吸：19回/分　酸素飽和度：98％（room air）

　頭頸部：異常所見なし
　胸部：呼吸音清　心雑音（−）
　腹部：異常所見なし
　四肢：近位筋中心に著明な把握痛（＋）近位筋優位に筋力低下（＋）
　感覚障害（−）失調運動（−）

検査所見
　BUN 14 mg/dL，Cr 0.6 mg/dL，CK 179 IU/L，Na 142 mEq/L，<u>K 3.0 mEq/L</u>，Cl 107 mEq/L，Ca 9.1 mg/dL

Question
①診断は？　②治療上注意すべきポイントは？　③さらに必要な検査は？

解答は156ページ

Answer

CASE 75 心電図は心房細動であり，心房細動患者における突然発症の腹痛の原因として腹腔内臓器の塞栓症，今回は左側腹部痛であるため，特に脾・腎梗塞を疑った．腹部造影 CT にて左腎上極背側に楔形の造影不良域を認め，腎梗塞と診断した（膵尾部と左腎との間に存在する low density mass は腎囊胞）．

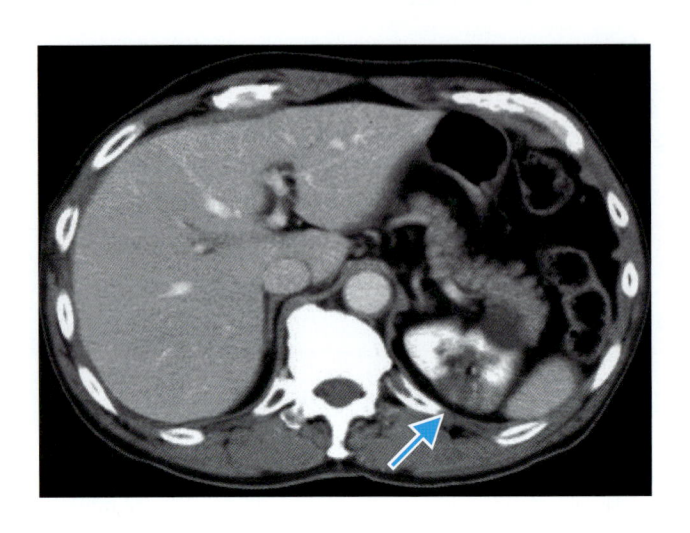

〔最終診断〕心房細動に伴った腎梗塞　renal infarction

　腎梗塞では，側腹部痛，尿中白血球・LDH の著明な上昇が比較的特徴的な症状，所見とされているが，特異度は低く一般に診断が困難な疾患とされている．心房細動の患者においては塞栓症リスクが高まっていることから，突然症状が出現した場合は塞栓症の可能性を常に考えるようにしたい．

Snap Diagnosis

心房細動　＋　突然発症の腹痛　→　腹腔内の塞栓症

（出題：井口光孝）

Answer

CASE 76 明け方によく認められるレム（REM：rapid eye movement）睡眠時に夢を見てそのまま暴力的行動をとってしまう疾患でレム行動異常症と診断される．本人やベッドパートナーがけがをすることが多い．

〔最終診断〕レム行動異常症　REM sleep behavior disorder

　非常に典型的な症状を呈するので診断そのものは知っていれば簡単につけることができる．確定診断には睡眠ポリグラフが必要である．認知症とパーキンソン症候群を呈するびまん性 Lewy 小体病の初期症状として出現することも多く，この疾患を見つけた場合は同時にマネジメントが必要になる．睡眠医学を行っている科が治療にあたるべきで，神経内科や精神科が担当している場合が多い．クロナゼパムなどで治療効果があるので，「夢を見て暴れる？　病気ではない，気にしないように」なんてことを言わないようにしたい．

Snap Diagnosis

認知症とパーキンソン症候群の患者 ＋ 夢を見て暴れる
→ レム行動異常症

（出題：河合　真）

Answer

CASE 77 起床時の脱力発作および低カリウム血症から周期性四肢麻痺の可能性が高い．低カリウム血症の重篤な合併症は不整脈と呼吸筋麻痺である．心電図および呼吸状態をモニターする．治療では，ブドウ糖入りの輸液は低カリウム血症を悪化させるので使用しない．

　カリウムの細胞内へのシフトのみで体内カリウム総量は不変のためにプロプラノロールの投与のみでも改善するが，回復に時間がかかる症例があるので，注意深くカリウムを補充しながらこまめに採血を繰り返し，血清カリウム値と筋力などの症状をチェックする．

　アジア系男性あるいはヒスパニックの男性では甲状腺機能亢進症による周期性四肢麻痺が多いために，甲状腺機能をチェックする．本症例も甲状腺機能亢進症であった（TSH＜0.08μIU/mL，FT_4 3.01 ng/dL）．

〔最終診断〕周期性四肢麻痺　periodic paralysis

Snap Diagnosis

起床時からの筋力低下　＋　低カリウム血症
→　周期性四肢麻痺（甲状腺機能亢進症によるものが多い）

（出題：渥美宗久・藤田芳郎）

Pearls of wisdom

　糖尿病治療薬以外の原因で低血糖が起こり，患者がERに搬送されることがある．低血糖に対しては成長ホルモン，グルカゴン，アドレナリンというさまざまな防御ホルモンが分泌されるので，それでも低血糖が起こるというのは，かなりの異常事態である．

　次の鑑別診断は特に重要である．
①敗血症（多い）
②アルコール（多い）
③肝硬変
④ダンピング症候群
⑤副腎不全/下垂体機能不全（まれ）
⑥絶食（まれ）
⑦インスリノーマ（きわめてまれ）

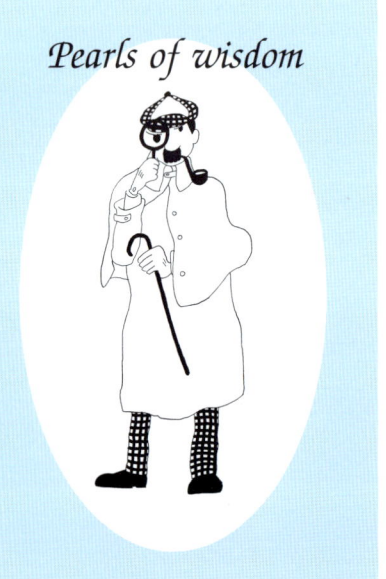

CASE 78　胸がドキドキする・・・

患者 32歳　男性
主訴 動悸

現病歴
　3カ月前から時々胸がドキドキする．本日も仕事中，突然動悸がして息が詰まり，このままでは死ぬかもしれないと不安を感じ救急車で来院．

既往歴
　特になし

社会歴
　たばこ（−），酒（機会飲酒）

身体所見
　意識：清明　体温：36.3℃　心拍数：100-130/分　血圧：124/86 mmHg
　呼吸：23回/分　酸素飽和度：100%（room air）

　聴診・触診では異常なし

心電図
　洞性頻脈

胸部X線写真，血液検査
　異常なし

Question
診断は？

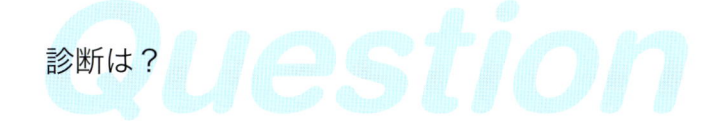

解答は159ページ

CASE 79　右側腹部が締め付けられるように痛い・・・　★★

患者　24歳　男性
主訴　右側腹部痛

現病歴
2週間前から右手のしびれと筋力低下のため書字ができなくなった．今朝から右側腹部が締め付けられるように痛い，両足底にしびれがある．

身体所見
右上肢（C4-8）に痛覚低下あり．

Question
可能性の高い病態は？

解答は161ページ

CASE 80　仕事中にガーンと頭痛・・・

患者　47歳　女性
主訴　頭痛

現病歴
昨日から複視出現，本日朝起きたら左眼瞼下垂あり．仕事中に突然ガーンという頭痛を一瞬認めたため独歩で来院．

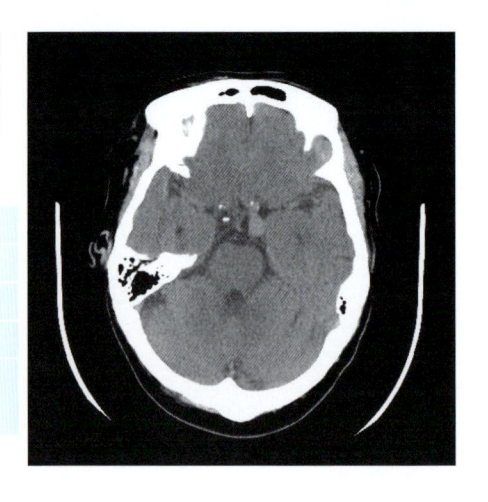

Question
診断は？

解答は162ページ

Answer

CASE 78

　ERやプライマリケア外来を訪れる精神医学的疾患の患者さんは多い．RK Schneider先生，井出広幸先生はMAPSOを用いた簡便な精神医学疾患スクリーニング法を提案されている．

> M：mood　気分障害
> A：anxiety　不安障害
> P：psychosis　精神病
> S：substances　薬物中毒
> O：organic　器質的疾患，other Psych（人格障害，身体表現性障害，拒食症，注意欠陥・多動性障害）

Pearls of wisdom

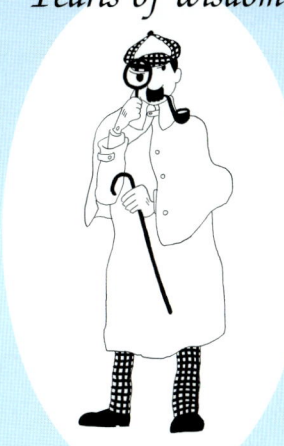

具体的な質問法

M：mood 気分障害

①抑うつ気分

　「気分が沈み込んだり，憂うつになったりすることはありますか？」

②興味や喜びの喪失

　「今まで好きだったことを，今でも楽しくできていますか？」

　＊双極性障害に対し抗うつ薬を投与すると躁状態となることがある．次の質問で双極性障害をスクリーニングする．

　「眠る必要がないほど，ハイな気分になったことがありますか？」

A：anxiety 不安障害

　G：generalized anxiety disorder 全般性不安障害

　「あなたは心配性ですか？」

　P：panic disorder パニック障害

　「急に心臓がドキドキして息が詰まり，あ〜このまま死ぬかもしれないと不安を感じたことがありますか？」

　O：obsessive compulsive disorder 強迫性障害

　「外出のとき，家の鍵やガスの元栓を何度も確認しますか？」

　P：posttraumatic stress disorder 外傷性ストレス障害

　「フラッシュバックするような，ひどい体験をしたことがありますか？」

　S：social anxiety disorder 社会不安障害

　「人前でスピーチをするのは苦手ですか？」

> **P：psychosis 精神病**
> 「あなたの声でない声はしますか？」（会話性幻聴）
> 「その声があなたのやることにいちいち口を出してきますか？」（実況解説幻聴）

　この患者さんに MAPSO のスクリーニングをかけてみると次のことがわかった．
・抑うつ気分はない
・趣味の映画を見るのは，今でも大好き
・ハイな気分になったことはない
・心配性ではない
・仕事中や夜間に突然，動悸がして胸が苦しくなることが何度かあった
・人前でスピーチをするとドキドキする
・頻回の鍵の確認や手洗いはない
・フラッシュバックするような恐ろしい体験なし
・もうすぐ結婚することになっているが，結婚生活が上手くいくかどうか不安
・自分以外の声が聞こえることはない

〔最終診断〕パニック障害 ＋ 社会不安障害
　　　　　　panic disorder and social anxiety disorder

Snap Diagnosis

　急に心臓がドキドキして息が詰まり，このまま死ぬかもしれないと不安になった → パニック発作

（出題：山中克郎）

Answer

CASE 79

〔最終診断〕横断性脊髄炎　transverse myelitis

①ベルトで締め付けられるような胸腹部痛，②四肢のしびれ・脱力，③膀胱・直腸障害は<u>脊髄横断症状</u>を示唆する．胸腹部痛のため整形外科を受診する患者も多い．

本症例は経過観察により時間的，空間的に多発する症状と大脳，脊髄病変から多発性硬化症（MS）と診断された．MS は 20～40 歳代で初発し，多くは急性発症し再発と寛解を繰り返す．患者が 50 歳以上で初発ならば MS の可能性は低い（ティアニー先生の臨床入門：11, 2010）．症状は視覚障害，片麻痺，感覚障害，小脳症状，胸腹部の締め付けられる痛み，排尿障害，便秘，倦怠感である．身体所見として <u>Uhthoff 徴候</u>（入浴などの体温上昇により神経障害が悪化，体温が低下すると元に戻る），<u>Lhermitte 徴候</u>（首を前屈すると電撃痛が背中や上肢に走る）が有名である．Lhermitte 徴候は頸髄の病変を意味し必ずしも MS に特徴的ではない．MRI 検査でみられる<u>楕円形で長軸が脳室に対し垂直に交わる病変</u>は MS に特徴的である．

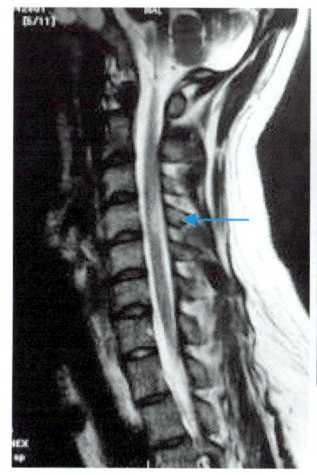

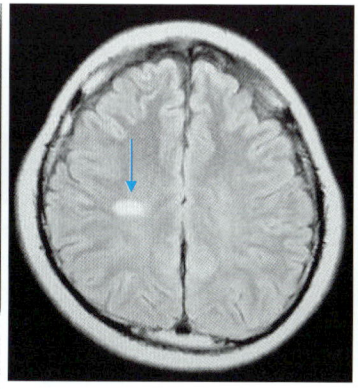

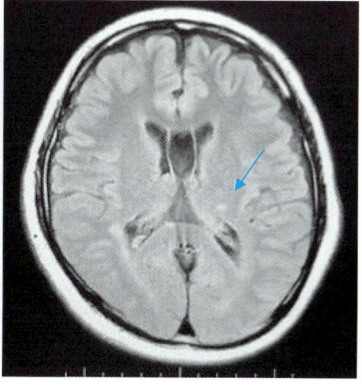

T2 強調像（2 週間後）

FLAIR 像（3 カ月後）

Snap Diagnosis

締め付けられるような右側腹部痛　＋　四肢のしびれ/筋力低下
→　横断性脊髄炎

（出題：山中克郎・北啓一朗）

Answer

CASE 80

〔最終診断〕未破裂動脈瘤 ＋ 警告出血
unruptured intracranial aneurysm with warning leak

　ほとんどの破裂していない動脈瘤は無症候性と言われているが，大きくなって mass effect を起こした場合には症状を呈することがある．症状を呈している未破裂動脈瘤はある程度の大きさがあるため，いつでも破裂するリスクを伴うということである．
　神経学的症状の種類によって未破裂動脈瘤の位置がわかることがある．
- 動眼神経（Ⅲ）（特に瞳孔散大＋間接対光反射のみ陽性＋眼周囲痛）：内頸-後交通動脈分岐部（IC-PC）
- 外転神経（Ⅵ）：海綿静脈洞
- 視野欠損：前大脳動脈 or 内頸動脈鞍上部

　また，本格的なくも膜下出血を起こす前の小さな出血（警告出血）もとても重要である．警告出血の段階で外科的介入を行えれば，患者は安全に治療が受けられる．警告出血とはいえ，やはり「出血」であるため sudden onset であり，mass effect のある患者に起こった sudden onset の頭痛ならば，動脈瘤の破裂か警告出血を考える必要がある．

　頭痛についても部位によって未破裂動脈瘤の位置がわかることがあることは知っておくと読影の助けになるだろう．
- 後頭部痛：後下小脳動脈 or 前下小脳動脈
- 眼：中大脳動脈

　診断は頭部 CT でもわかることもあるが，脳 MRA が有用であろう．本疾患を疑うが夜間に MRI/MRA が撮影できない施設ならば，経過観察として入院させ安静・血圧管理を行うことをお勧めする．頭部 CT で指摘された動脈瘤を矢印で示す．

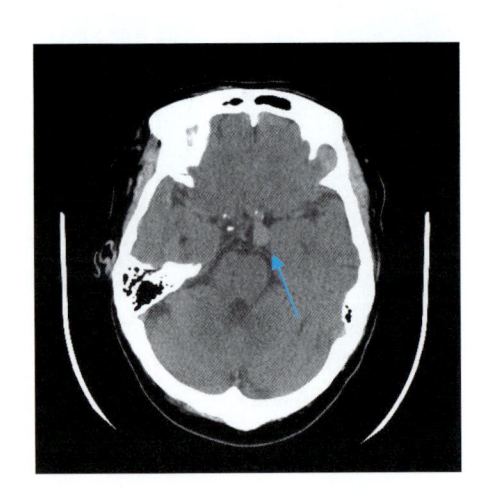

Snap Diagnosis

頭痛 ＋ 動眼神経麻痺 → 脳動脈瘤（IC-PC）

（出題：伊藤裕司）

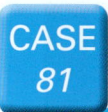

CASE 81 ぐったりした男児・・・ ★

患者 2カ月　男児
主訴 ぐったりしている

現病歴
　夕方までは普段どおりだった．入浴後少しぐったりしていた．みかん水を飲ませた後に嘔吐し，ぐったりとなった．顔色は悪かった．様子を見ていたが，改善しないため午後11時に自家用車にてERを受診した．

既往歴
　36週1日，自然分娩にて出生（2,625g）．母乳栄養．ケイツー® は2回内服．

身体所見

> 意識：開眼はあるが，ぐったりしている　体温：36.5℃　脈拍：180回/分
> 呼吸：56回/分　酸素飽和度：96％（room air）

顔色不良，四肢の動きは乏しい
眼球運動：時に左偏視（＋）
呼吸音：清，多呼吸（＋），陥没呼吸（＋），喘鳴（－）
心音：整，雑音（－）
腹部：平坦，軟
外傷痕（－），着衣の乱れ（－），悪臭（－）
採血時ほとんど泣かず．その後少し泣くようになった．

検査所見
　WBC 17,100/μL，Hb 7.2 g/dL，Plt 43.6万/μL，AST 106 IU/L，ALT 49 IU/L，LDH 794 mg/dL，BUN 8.2 mg/dL，Cr 0.18 mg/dL，Na 133 mmol/L，K 5.0 mmol/L，Cl 103 mmol/L，CK 445 IU/L
　動脈血液ガス分析：pH 7.44　PCO$_2$ 16.5 mmHg　PO$_2$ 188.5 mmHg
　髄液検査：血性，有核細胞数 37/3，髄液糖量 87 mg/dL

経過
　入院後けいれんが出現しフェノバルビタールを投与．脳浮腫予防にマンニトールを投与したが，無呼吸が頻回となり，挿管しICU管理となった．

次ページに続く

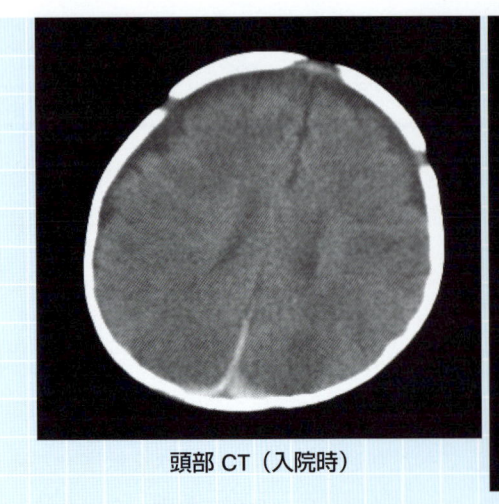

頭部CT（入院時） 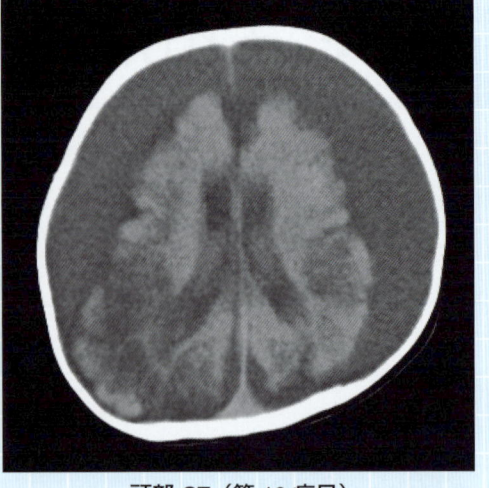　　　　　頭部CT（第10病日）

①診断は？　②このような患者さんが来院した場合，行うべきことは？

解答は166ページ

CASE 82　初診外来で意識消失・・・　★

患者　44歳　男性
主訴　意識障害

現病歴
　昨日はよろよろしていたが意識は清明だった．今朝8時，椅子から落ちて床に座り込んでいた．「体に力が入らない」と訴えたので肩を貸し，病院受診のため車まで移動させた．車内ではつじつまの合わない会話あり．初診外来にて意識が消失しERに搬送された．

既往歴
　アルコール性肝障害，痛風（詳細不明）

社会歴
　たばこ：10本/日，酒：缶チューハイ4本/日

次ページに続く

身体所見

意識：JCS 100（30分の経過で清明になった）　体温：37.1℃
心拍数：97/分　血圧：172/131 mmHg　酸素飽和度：97%（酸素10 L/分マスク）

皮膚色素沈着（+），るいそう（+）以外は異常所見なし

神経学的所見

瞳孔：左右同大，正円3 mm，対光反射あり
顔面：麻痺なし，眼球を左右に動かせない
筋力：上肢挙上，下肢膝立ては可能

血液検査

T. bil 1.64 mg/dL，γ-GTP 59 mg/dL，Cr 1.19 mg/dL，Glu 146 mg/dL

Problem list

#1　意識障害　　#2　るいそう　　#3　眼球運動障害

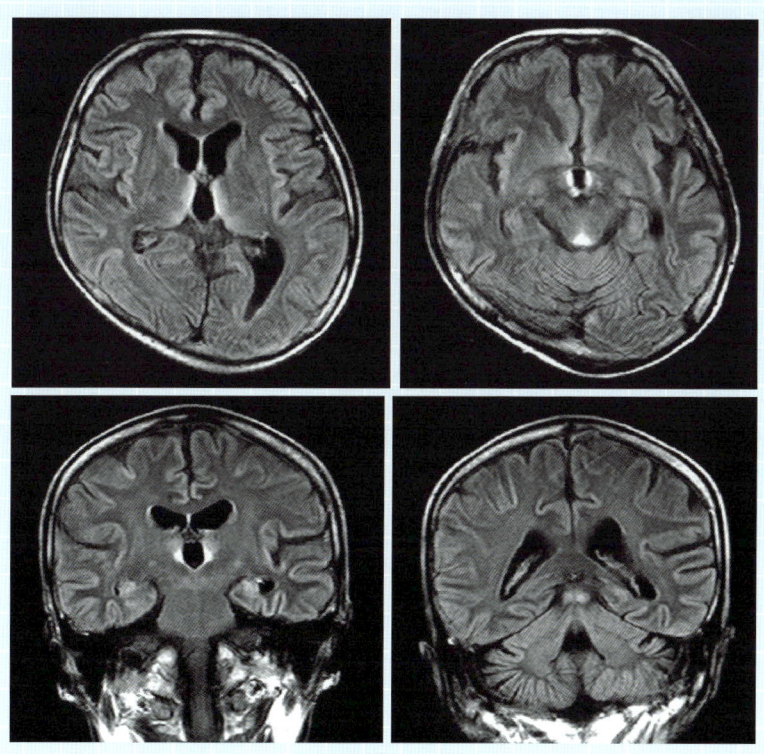

頭部 MRI

Question

診断は？

解答は167ページ

Answer

CASE 81 第2病日，眼科医による眼底検査で左眼底出血を認めた．

〔最終診断〕揺さぶられっ子症候群　shaken baby syndrome

　医学的には非事故性頭部外傷という．原因は多くの場合，赤ちゃんを泣き止ませようと，体ごと激しく揺さぶることによって起こる．生後2〜3カ月の乳児は頭蓋骨と脳の隙間が大きくあいており，脳は橋静脈という血管でつられた状態になっている．激しく揺らされると頭蓋骨の中で脳が動き，支えていた橋静脈が切れ頭蓋内出血を起こす．頭蓋内出血により頭蓋内圧が亢進すると頭痛，けいれん，嘔吐，意識消失を起こす．欧米では虐待と認識されており眼底出血を伴う（Harwood-Nuss's Clinical Practice of Emergency Medicine, 5th ed：1121, 2010）．日本でも広く認識され増加傾向にある．

　本症例では両親に「高い高いや，揺さぶったことがありますか？」と聞くと，「ない」と答え，しばらくして「自分でベッドにぶつけたりしていた」「数日前にティッシュの箱を頭に落としてしまった」とか曖昧な説明をしていた．救急車で来ないのも特徴である．この疾患を疑ったらすぐに院内のマニュアルに従って「虐待対策委員会」に相談する．児童相談所へ（死亡していたら警察へ）通報の義務がある（虐待対策委員会から通報してもらうのがよい）．手足に外傷を伴うことがあるので，全身を隈なく観察し写真を撮っておくことが望まれる．

Snap Diagnosis

生後2カ月児のぐったり ＋ 頭蓋内出血（眼底出血）
→ shaken baby syndrome

（出題：長谷川正幸）

Answer

CASE 82 アルコール多飲＋食事摂取が不十分と思われる患者の意識障害である．肝性脳症も鑑別診断に挙げられるが，外転障害を伴うことから Wernicke 脳症が疑われる．

MRI でみられる視床内側（①→），中脳水道（②→），乳頭体（③→）の輝度上昇から Wernicke 脳症と診断された．ビタミン B_1 は 15（20-50）ng/mL であった．

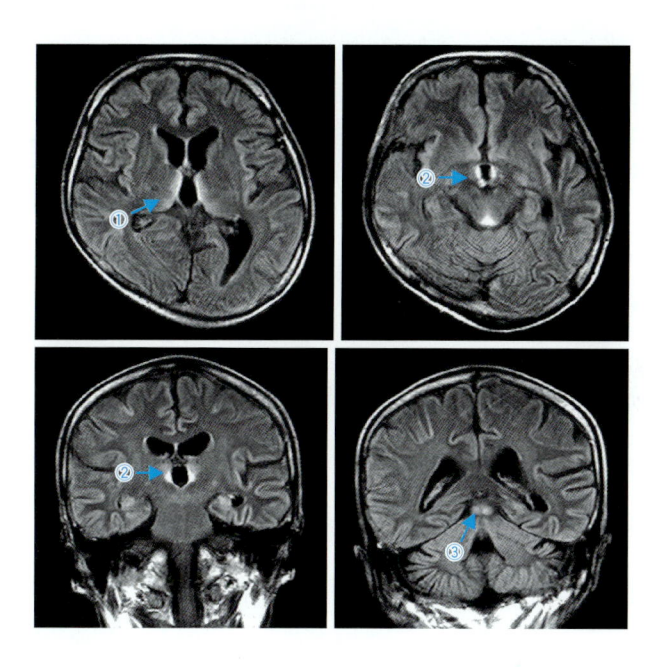

〔最終診断〕Wernicke 脳症　Wernicke's encephalopathy

　Wernicke 脳症はビタミン B_1 が欠乏することにより起こる．食事摂取が不十分な状況では 1～2 週間でビタミン B_1 は欠乏する．リスクファクターとしてアルコール中毒，癌，AIDS がある．症状は①意識障害，②運動失調，③眼筋麻痺の 3 徴が有名であるが，たった 30％しか 3 徴すべての症状を示さない．多くの患者は意識障害のみである．治療をしないと作話を伴う Korsakoff 症候群へ移行する．治療はチアミン 200 mg/日である（Step Beyond Resident 6：134, 2010）．ブドウ糖をビタミン B_1 投与前に投与すると症状が悪化する可能性があるので注意する．

Snap Diagnosis

アルコール多飲患者　＋　眼球の外転障害　→　Wernicke 脳症

（出題：山中克郎）

再発性多発軟骨炎

70歳，男性．1カ月間続く発熱で受診．前頸部の圧痛を訴える．身体所見上，stridorを聴取する．甲状軟骨部，輪状軟骨および肋軟骨部に沿った圧痛を認めた．

何らかの免疫学的な機序により，軟骨部（耳，眼，鼻，関節，気道など）とその他全身に炎症をきたす疾患．診断が遅れることが多く，ある研究では発症から診断までの平均期間は2.9年であった．診断にはMcAdam's criteriaが使用される（UptoDate. Diagnostic evaluation of relapsing polychondritis, 2011）．以下のうち3項目以上を満たし，さらに耳，鼻または呼吸器系の軟骨生検で病理学的所見を伴えば診断は確定する．

1）両側耳介の再発性軟骨炎
2）非びらん性の炎症性関節炎
3）鼻骨軟骨炎
4）結膜炎，角膜炎，強膜炎/上強膜炎，ぶどう膜炎などの眼症状
5）喉頭および気管軟骨の軟骨炎
6）感音性難聴，耳鳴やめまいを起こす蝸牛管や前庭機能障害

本症例では喉頭〜気管周囲の軟骨にも炎症が広がり，頸部痛とstridorを呈していた．

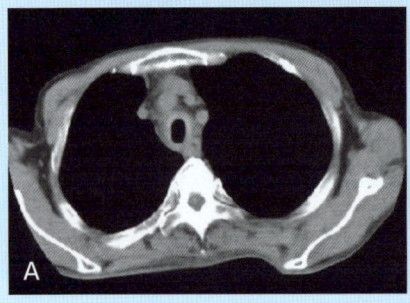

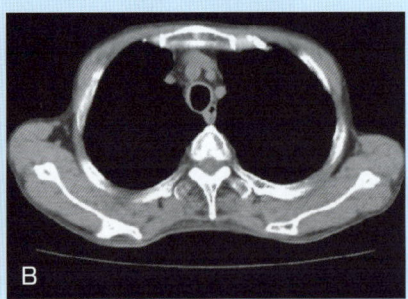

Pearls of wisdom

A：治療開始前胸部CT．気管周囲が腫脹している．
B：PSL 60 mg投与後9日目の胸部CT．気管周囲の炎症所見改善

図　胸部CT像

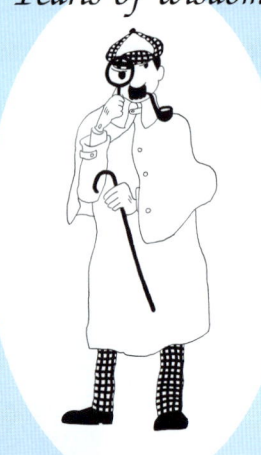

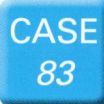

CASE 83　抜歯後の意識障害・・・　★★

患者　29歳　男性
主訴　意識障害

現病歴
　11年間自宅にひきこもっている男性．受診3日前に抜歯し，その後，食事をほとんど摂取できなくなった．受診当日に母親が部屋を訪ねると意識状態が朦朧としていたために，救急車にて救急外来受診となった．

既往歴
今まで医療機関に抜歯以外でかかったことはない

身体所見

> 意識：JCS 1桁〜2桁で変動　体温：37.7℃　脈拍：80回/分
> 血圧：93/52 mmHg　呼吸：24回/分　酸素飽和度：98%（room air）

頭頸部：右下智歯部に抜歯痕あり，右下顎部に軽度腫脹あり，表在リンパ節の腫脹なし
胸部，腹部，背部：異常所見なし　　四肢：両側下腿に白斑あり

検査所見
- ルート確保をしながら速やかにデキスターで血糖測定すると"low"と表示された．
- WBC 8,400/μL（Neut 56.1%，Ly 31.7%，Mono 7.4%，Eo 4.3%），Hb 13.0 g/dL，Plt 16.5×10^4/μL
- Glu 30 mg/dL，CRP 10.83 mg/dL
- 心電図：正常洞調律
- 尿所見：異常なし
- 胸部X線写真：明らかな異常なし

治療
- ビタミンB₁投与後，50%ブドウ糖液40 ccの投与を行った．意識状態は清明に回復した．

入院後経過
　感染症からの低血糖と考え，血液培養を3セット採取のうえで，十分な細胞外液の補液とABPC/SBT 3 g，8時間ごとの投与を開始した．入院後から，収縮期血圧が60〜80台，脈拍60前後で乏尿傾向となった．10%ブドウ糖で補液中も低血糖を繰り返した．

Question
①さらなる検査は？　②診断は？

解答は172ページ

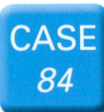

CASE 84 酔っぱらって同僚が倒れた・・・ ★★

患者 37歳 男性
主訴 失神

現病歴
激務で過労気味の37歳男性．受診当日夜，仕事仲間とビールジョッキ2杯，焼酎1杯を飲み，会計をしようとレジの前で待っていたところ，前駆症状なしに後方に転倒した．職場の仲間によると患者は痙攣はしていなかったが，眼球が上転しており，呼びかけに反応しなかった．3分ぐらいで意識が元に戻った．仲間が心配し，救急外来に「酔っぱらって同僚が倒れた」と連れてきた．来院時は何の症状もなく，すっかり元どおりになったとのことであった．

既往歴 特になし

身体所見

> 意識：清明　体温：36.2℃　脈拍：80回/分　血圧：80/40 mmHg
> 呼吸：18回/分　酸素飽和度：99%（room air）

心臓：S1→, S2→, S3（−）, S4（−）, murmur（−）　起立性低血圧なし
腹部所見：特記事項なし　　直腸診察：タール便，血便なし

検査所見
血算，生化学，血液ガス，血清のosmolar gapに異常なし，胸部X線異常なし
来院時12誘導心電図を示す．

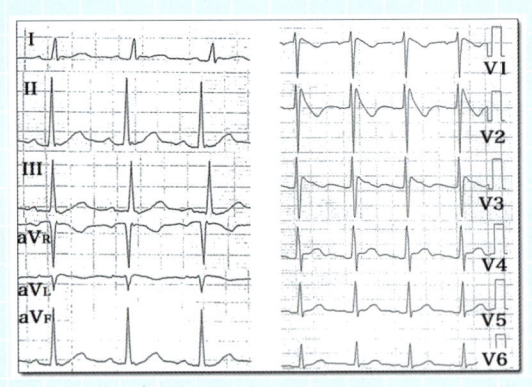

Question
①追加で聴取すべき病歴は？　②診断は？

解答は173ページ

CASE 85 訪問診療を受けている患者の下痢・・・

患者 86歳 女性
主訴 下痢

現病歴
　脳梗塞後遺症で寝たきりの状態の患者．近医で訪問診療を受けている．この数年間，誤嚥性肺炎を繰り返し入退院を繰り返している．1カ月前まで誤嚥性肺炎で入院していたが，その後退院し，訪問診療を受けていた．1週間前から下痢が止まらず，発熱を呈している．整腸剤投与で改善せず，シプロフロキサシン投与で悪化した．発熱，下痢が続くために大腸がんが疑われ，大腸内視鏡検査目的で紹介入院となった．

既往歴
　高血圧，脳梗塞

内服薬
　バイアスピリン，アムロジピン，ACE阻害薬

身体所見

意識：清明　体温：38.0℃　脈拍：90回/分　血圧：176/82 mmHg
呼吸：16回/分　酸素飽和度：95％（room air）

頭頸部：特記すべき所見なし　　　胸部所見：特記すべき所見なし
腹部所見：平坦，軟，腸蠕動やや亢進，全体に軽度圧痛あり，筋性防御なし
背部所見：CVA叩打痛なし，脊柱叩打痛・圧痛なし
直腸診：腫瘍性病変なし，子宮頸部の可動痛なし，茶褐色の下痢便が付着する
関節：明らかな炎症所見なし　　　皮膚：褥瘡などの病変は認めない

検査
WBC 18,000/μL，Neu 88％，CRP 8.2 mg/dL
尿定性，尿沈渣に異常所見なし
前医で便中CD toxin A/B 2回施行されているが，ともに陰性

Question
①次なる検査は？　②診断は？

解答は174ページ

Answer

CASE 83 抜歯後の意識障害で受診したひきこもりの29歳男性．感染症からの低血糖が原因と考え入院となった．しかし入院後，低血糖を繰り返すと同時に脈拍の上昇しない血圧低下を認めた．身体所見上，両側下腿に白斑を認めており軽度好酸球増加も伴っていた．

状況から副腎不全を疑い rapid ACTH test を施行し，ハイドロコルチゾン 100 mg を 8 時間ごとに投与した．この後，バイタルは安定し，繰り返す低血糖も改善した．後日 rapid ACTH test の結果が戻ってきて，以下のような結果であった．

副腎不全に加えて，白斑も認めたために，他の内分泌異常の検索も行った．甲状腺機能異常（T_3 0.67 ng/mL，FreeT$_4$ 0.83 ng/dL，TSH 17.846 μIU/mL）を認めたが，その他，カルシウムやリンに異常は認めなかった．4者負荷試験の結果は表のとおりである．

視床下部や下垂体の MRI 検査では異常を認めなかった．

rapid ACTH test 結果

ACTH 前値	5 pg/mL 以下（7.4〜55.7）
コルチゾール前値	1.0 μg/dL 以下（4.5〜15.0）
コルチゾール 30 分値	1.0 μg/dL 以下

4者負荷試験

	負荷前	30分後	60分後	90分後	120分後
ACTH（7.4〜55.7 pg/mL）	≦5.0	≦5.0	≦5.0	≦5.0	≦5.0
コルチゾール（4.0〜18.3 μg/dL）	1.8	1.5	1.5	1.4	1.3
プロラクチン（3.58〜12.78 ng/mL）	32.7	117.0	79.95	64.00	49.79
TSH（0.50〜5.00 μIU/mL）	20.1	89.2	77.5	65.5	54.0
GH（≦0.17 ng/mL）	1.03	6.99	12.5	15.6	9.08
LH（0.79〜5.72 mIU/mL）	2.26	20.19	22.45	20.23	18.62
FSH（2.00〜3.80 mIU/mL）	1.61	3.21	3.59	3.87	3.89

負荷試験の結果により単独 ACTH 欠損症，甲状腺機能低下症，白斑を認める Autoimmune polyendocrine syndrome と診断した．

ステロイドホルモンと甲状腺ホルモンの補充療法にて，状態は安定した．

退院後にはひきこもりも認めなくなり，社会復帰を果たした．

〔最終診断〕Autoimmune polyendocrine syndrome（APS）
（単独 ACTH 欠損症，甲状腺機能低下症，白斑）

Snap Diagnosis

抜歯後の低血糖 ＋ 脈拍の上昇しない血圧低下 ＋ 白斑
→ 副腎不全を含めた APS を疑う

（出題：佐藤泰吾）

Answer

CASE 84 心電図上，Brugada 様心電図を呈していたために，Brugada 症候群を疑って追加病歴を聴取した．よく聞くと，今までにも 2 回失神発作のエピソードがあった．しかし家族歴に突然死は認めなかった．

　1992 年に Brugada が右脚ブロック様心電図と特徴的な ST 変化を伴う心室細動の症例を Brugada 症候群として報告した．副交感神経が優位になるタイミングで心室細動を生じる疾患である．検診心電図の 0.1％に Brugada 様心電図を認める．したがって Brugada 様心電図だけでは診断に至らず，症状（失神発作）と突然死の家族歴，coved type の心電図変化が Brugada 症候群の診断には大切になる．埋め込み型除細動器（ICD）の絶対適応は coved type の心電図＋失神の病歴＋電気生理学的検査（EPS）で心室細動が誘発された場合である．

　本症例は EPS で心室細動が誘発されたために Brugada 症候群として ICD 埋め込みとなった．

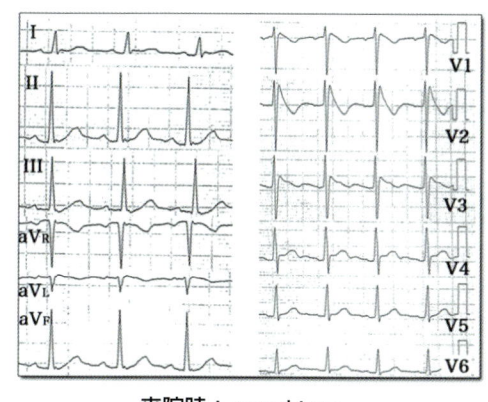

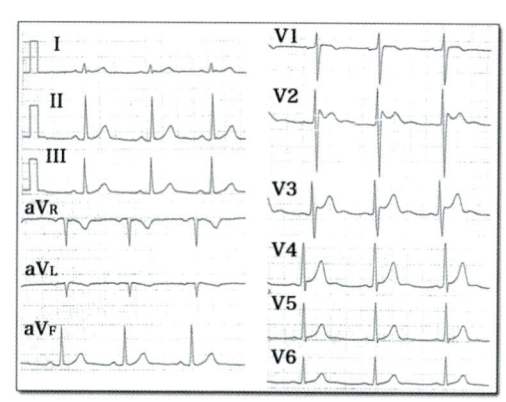

来院時：coved type　　　翌朝：saddle-back type

〔最終診断〕Brugada 症候群

Snap Diagnosis

失神の病歴 ＋ Brugada 様心電図（coved type）± 突然死の家族歴
→ Brugada 症候群

（出題：佐藤泰吾）

Answer

CASE 85　一般的に，入院後 72 時間経過してから発症した下痢症では，院内下痢症での"3-day rule"にしたがって鑑別診断を進める．院内下痢症では一般的な細菌性下痢症は少なく，ルーチンの便培養検査の診断的価値が低い．まず行うべきは，経管栄養の調整，薬剤のチェック，CD toxin A/B のチェックである．

　本症例は訪問診療中の患者であり，入院患者ではない．しかし誤嚥性肺炎での繰り返す入院歴があり，1 カ月前にも誤嚥性肺炎で抗菌薬を使用されている．

　CDAD（Clostridium difficile-associated diarrhea）はあらゆる抗菌薬で生じうる．水様便，粘血便，腹痛，発熱など大腸炎の症状を呈し，採血上白血球の著明な上昇を認める．便の CD toxin A/B が診断上大切であるが，必ずしも感度は高くない．画像的には大腸炎の所見を認める．典型例では偽膜を形成する．

　抗菌薬の使用後 6 週間程度は発症の可能性があるために，退院後の患者でも，入院中に抗菌薬が投与されているなどの病歴があり，下痢を呈している場合には積極的に考慮する．

　本症例も CD toxin A/B は 2 回陰性であったが，臨床状況から CDAD を強く疑った．大腸内視鏡検査を行ったところ，大腸炎の所見と偽膜形成を認めたために，CDAD と診断した．メトロニダゾール内服で症状は速やかに軽快した．

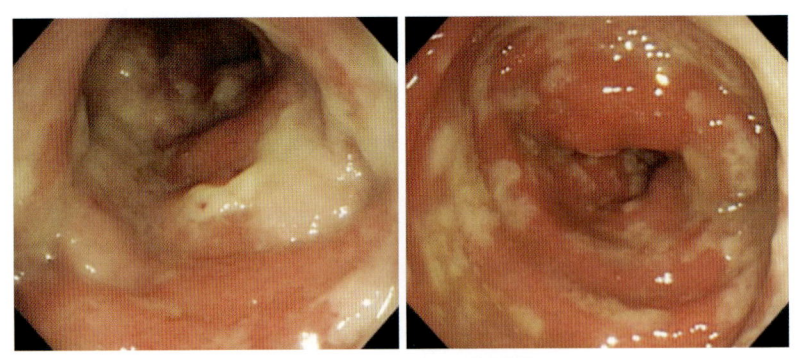

偽膜性腸炎の大腸内視鏡所見
偽膜の形成と大腸炎の所見を認める（写真は別症例のもの）

〔最終診断〕CDAD（Clostridium difficile-associated diarrhea）

Snap Diagnosis

約 1 カ月前の抗菌薬投与歴 ＋ 原因のはっきりしない下痢症 → CDAD

（出題：佐藤泰吾）

CASE 86 全身倦怠感が続く・・・ ★

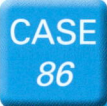

患者 59歳　女性
主訴 食欲不振，嘔吐，体重減少，ふらつき

現病歴
1年前から食思不振あり．2カ月前から，やる気がなくなり家事ができなくなった．3日前から全身倦怠感が続くためERを受診した．

既往歴
右乳癌手術（11年前）

身体所見

意識：清明　体温：36.6℃　脈拍：60回/分　血圧：102/56 mmHg
呼吸：12回/分　酸素飽和度：97%（room air）

眼瞼結膜：貧血（＋）黄染（－）
頸部：甲状腺腫大（－）頸部/腋窩リンパ節腫脹（－）
胸部：心音　整　雑音（－），肺雑音（－），右乳癌の手術痕（＋）
腹部：平坦・軟　腸蠕動音亢進（－）波動（－）圧痛（－）
直腸診：潜血（－）腫瘤（－）
四肢：下肢浮腫（－）　皮膚/舌/口腔粘膜：色素沈着（＋）
血液検査：WBC 3,900/μL，Hb 8.5 g/dL，Ht 24.3%，Plt 18.7万/μL，MCV 82.7fl，MCHC 31 g/dL，BUN 11.2 mg/dL，Cr 0.5 mg/dL，UA 4.5 mg/L，Glu 92 mg/dL，Na 111 mEq/L，K 4.3 mEq/L，Cl 79 mEq/L

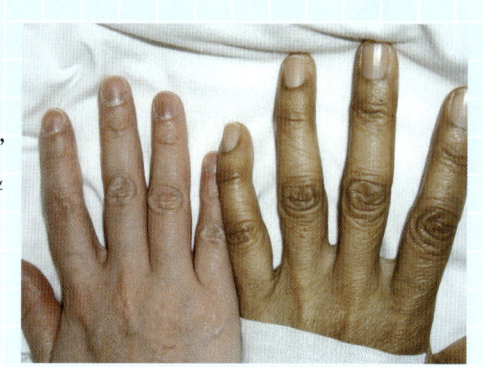

色素沈着（右が本症例）

Question
①診断は？　②この疾患で頻度の高い症状は？

解答は178ページ

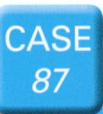

CASE 87 若い女性における四肢の浮腫・・・ ★★

患者 33歳 女性
主訴 浮腫

現病歴
妊娠2カ月の33歳女性．受診1カ月前から右眼周囲にむくみ，両足の掻痒感が出現した．2週間前頃から両下腿〜足部のnon-pitting edemaが出現した．その後，手部にも浮腫が出現した．近医に何回か受診をし，利尿薬を処方されたが改善せず，心配となり当院内科外来受診となった．蕁麻疹などは認めなかった．

既往歴
喘息なし，アレルギー性疾患なし

身体所見
意識：清明　体温：36.9℃　脈拍：78回/分　血圧：102/65 mmHg
呼吸：12回/分　酸素飽和度：97%（room air）

四肢：non-pitting edemaあり
四肢以外に浮腫は認めない
その他，特記事項なし

検査所見
- WBC　10,980/μL　Eo 33%（3,645/μL）
- 肝機能・腎機能・甲状腺機能に異常なし
- 尿所見：尿蛋白（−）尿糖（−）
- 妊娠反応陽性
- 胸部X線異常なし

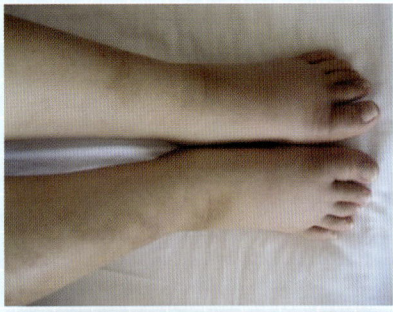

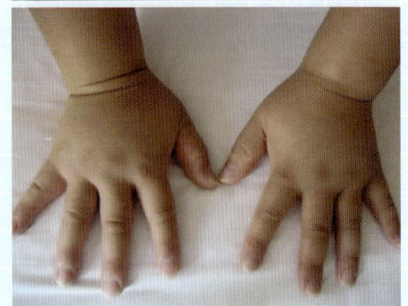

手足のnon-pitting edema

Question
① 診断は？　② 治療は？

解答は179ページ

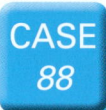

CASE 88 夕食後突然出現した心身の変調・・・ ★★★

患者 73歳　男性
主訴 なんだか様子がおかしい？

現病歴
　救急搬送時に家族の同伴がなかったため，以下の病歴は救急隊から聴取したものである．受診当日の夕食前までは何ともなかったらしい．夕食後から，なんだか様子がおかしいため息子から連絡があり，救急搬送となった．救急車内でおかしなことを言い続けていた．

既往歴
　前立腺肥大，脳出血（後遺症なく，ADL は保たれている）

内服薬
　ユリーフ®（$α_1$ ブロッカー）のみ

社会歴
　妻，統合失調症の息子と3人暮らし

身体所見

| 意識：おかしな言動を続け興奮状態　体温：37.8℃　脈拍：110回/分 |
| 血圧：188/87 mmHg　呼吸：30回/分　酸素飽和度：95％（room air） |

「さようなら」「おかーさーん」「悪かった」ととりとめのない発言で落ち着かない様子
瞳孔：7 mm/7 mm　対光反射　なし/なし
口腔咽頭：特記事項なし
腹部：腸管蠕動正常〜やや亢進
腱反射：四肢で亢進，クローヌスなし，病的反射なし
皮膚：全身じっとり汗をかいている

検査
　採血，胸部 X 線，異常なし
　心電図は洞性頻脈

Question
①身体所見をどのように評価するか？
②診断に必要な追加病歴は？　③診断は？

解答は180ページ

177

Answer

CASE 86 症状/所見から副腎不全を疑った．内分泌検査で ACTH 1650 pg/mL，コルチゾール 0.8 μg/dL，アルドステロン 10 pg/mL 以下が判明した．糖質コルチコイド（ヒドロコルチゾン）と鉱質コルチコイド（フルドロコルチゾン）投与により体重も回復し，色素沈着も改善した．

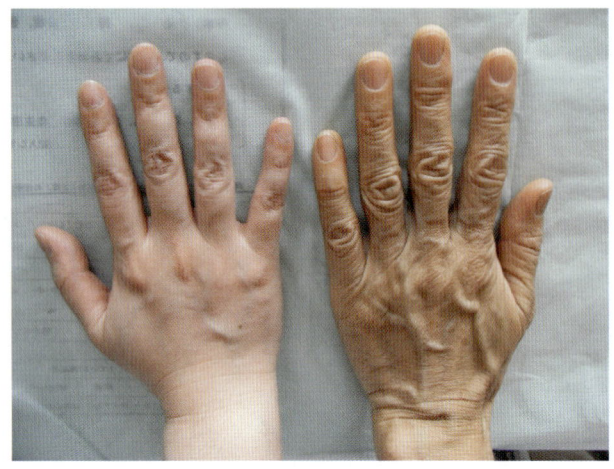

6 カ月治療後（右が本症例）

〔最終診断〕**原発性副腎不全**　primary adrenal insufficiency

　慢性の原発性副腎不全の症状として食思不振（頻度 100%），全身倦怠感（100%），体重減少（100%）や色素沈着（94%）がある．いずれも慢性で非特異的な症状のため発症時期は不明のことが多い．色素沈着は原発性副腎不全に特徴的であるが，本人や毎日顔を合わせる家族では気づいていないことも多い．

　低アルドステロン症はあるが，低ナトリウム血症（85〜90%）は高カリウム血症（60〜65%）より出現頻度が高い（UptoDate. Clinical manifestations of adrenal insufficiency in adults, 2011）．低ナトリウムが診断の手がかりになるので低ナトリウム血症をみたら，まず副腎不全を鑑別に入れることが重要である．

Snap Diagnosis

低ナトリウム血症 ＋ 色素沈着 → 副腎不全

高カリウム血症は必発でない．急性でなければ低血糖の発現頻度は低い．

（出題：志水英明）

Answer

CASE 87

non-episodic angioedema with eosinophilia（NEAE）の症例である．

もともと1984年Gleichらがepisodic angioedema with eosinophilia（EAE）の症例を報告した．再発性血管浮腫，体重増加，蕁麻疹，発熱，著明な末梢血好酸球増加，血清IgM高値を示す疾患である．皮膚組織に好酸球浸潤を認めるが，皮膚以外の臓器浸潤を認めない原因不明の予後が良い疾患群である．

一方で，Chikamaらは本邦の37症例を検討，EAEとは異なったNEAEの疾患概念を提唱した．20〜30歳代の女性に多く，四肢のみにnon-pitting edemaを認め，蕁麻疹を伴わない．自然寛解例も多い．1回のエピソードで終わる．日本で多くが報告されている．秋に多いとの報告もある．本症例も秋に受診した症例であった．治療はステロイドや抗ヒスタミン薬などが使用される．

本症例では四肢の浮腫に伴う歩行困難感も生じてきていた．妊娠中であることも考慮して，約10日間のステロイド治療で軽快し，その後再発は認めていない．

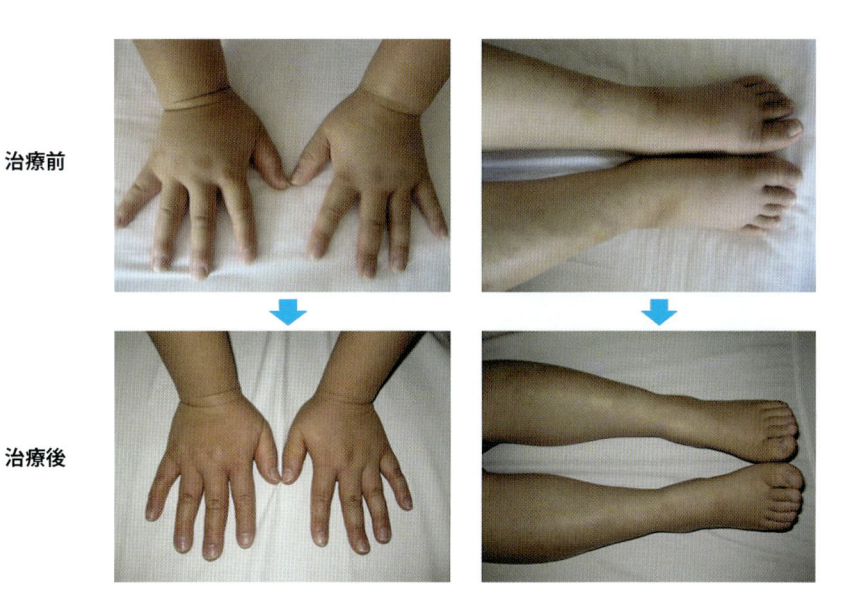

〔最終診断〕non-episodic angioedema with eosinophilia（NEAE）

Snap Diagnosis

若い女性の四肢のnon-pitting edema ＋ 好酸球増加 → NEAE

（出題：佐藤泰吾）

Answer

CASE 88　救急外来では何らかの理由で十分な病歴聴取ができないことがある．そのようなときに"声なき声"をどのような方法で聞き取るかが診断を進めるうえでは大切になる．一つの方法が toxidrome（中毒症候群）を捉えることである．

　本症例では興奮状態，高血圧，頻脈，瞳孔散大，発汗を呈しており，交感神経様作用が前面に出る sympathomimetic toxidrome を呈していると判断した．

　遅れて来院した息子から追加病歴を聴取すると，夕食できのこを食べたとのことであった．患者が自ら採取してきたきのこであり，台所の流しには写真に示したものが残っていた．後日保健福祉事務局の食品・生活衛生課で調べてもらったところ，シビレタケの一種であることが判明した．幻覚性きのこ（マジックマッシュルーム）の一つである．

　シビレタケにはシロシビンという物質が含まれている．シロシビンはセロトニン類似物質で5-HT_{2A}受容体刺激物質であり，ドパミンの分泌を促すことを通じて精神症状と交感神経刺激症状を生じるとされている．

　食事から1時間30分経過していたために胃洗浄は行わなかった．経鼻胃管から活性炭投与と経静脈的にジアゼパムとハロペリドールの投与を行ったところ，数時間で症状は改善した．

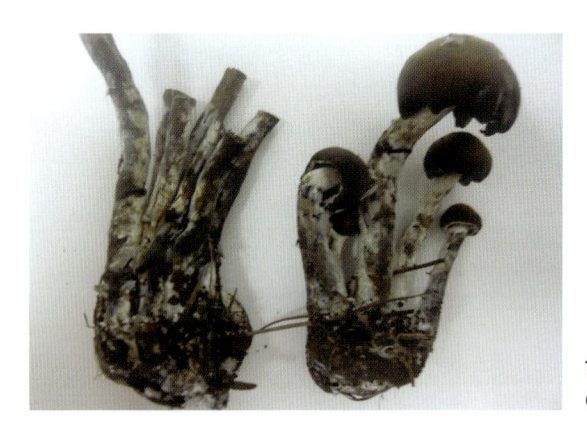

台所の流しにあった夕食で食したシビレタケの一種

〔最終診断〕きのこ中毒（シビレタケに含まれるシロシビン中毒）

Snap Diagnosis

　きのこ摂取歴 ＋ sympathomimetic toxidrome
　→ 幻覚性きのこによる中毒

（出題：佐藤泰吾）

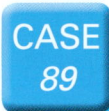

CASE 89 「ずっと唾が出て困る」失神患者・・・ ★★

患者 80歳 女性
主訴 失神

現病歴
　腰椎圧迫骨折により整形外科に入院中の患者．リハビリが進み自力歩行が可能となってきており，退院間近の状態であった．
　2日前から水様性下痢が頻回となっていた．前日から"泡をふく"ように痰が出ており，吸痰が頻回に必要な状態となった．診察当日の夜間，下痢でトイレに行った際に失神し，当直中の内科医がコールされた．

既往歴
　腰椎圧迫骨折，神経因性膀胱

身体所見

> 意識：清明　体温：36.4℃　脈拍：36回/分　血圧：110/65 mmHg
> 呼吸回数：16回/分　酸素飽和度：95%（room air）

　本人いわく，「ずっと唾が出て困る」と唾を出し続けている．
　頭頸部：両眼縮瞳している．
　腹部：平坦，軟，腹部腸蠕動音著明に亢進，圧痛は認めない．
　皮膚に発汗は認めない．

①さらに欲しい情報は？　②どのような検査をしたいか？
③診断は？　④治療は？

解答は184ページ

CASE 90 体重減少, 夜間安静時痛を伴う慢性腰痛・・・ ★

患者 35歳 女性
主訴 慢性腰痛

現病歴
フィリピン人女性. 約1年前から腰痛の自覚があったために, 近医 (整形外科) を受診していた. 鎮痛薬やブロック注射などで症状の改善を認めなかった. 経過中に夜間安静時にも眠れないぐらいの痛みを感じるようになった. 食思不振を認め, 1年で5kgの体重減少を認めた. 症状改善しないために精査目的で当院受診となった. 10年前に来日し, 内縁の夫と10年間生活している. 夫は3年前に肺結核と診断され, 6カ月の内服治療を受けた.

既往歴
特になし

身体所見
意識: 清明 体温: 36.1℃ 脈拍: 80回/分 血圧: 130/65 mmHg
呼吸: 18回/分 酸素飽和度: 96% (room air)

胸部: 呼吸音, 心音に異常なし
背部: 腰椎全体に叩打痛あり
四肢: 左 psoas sign 陽性

検査
WBC 5,410/μL, Hb 9.1 g/dL, Plt 27.0万/μL, GOT 24 IU/L, GPT 17 IU/L, ALP 592 IU/μL, γ-GTP 119 IU/L, BS 77 mg/dL, HbA$_{1c}$ 5.3%, Na 140 mEq/L, K 3.4 mEq/L, Cl 107 mEq/L, BUN 13.9 mg/dL, Cr 0.63 mg/dL, CRP 5.2 mg/dL

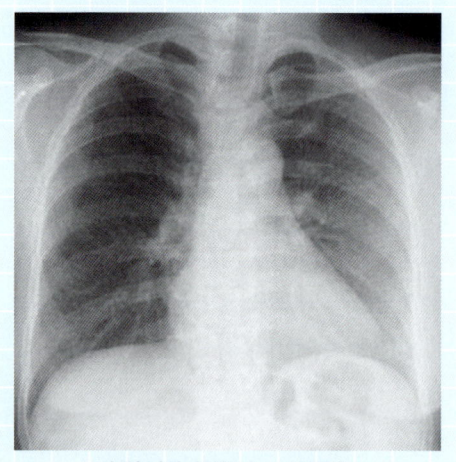

来院時胸部単純X線写真

Question
①追加すべき検査は？ ②診断は？

解答は185ページ

CASE 91 痛みに比較して，腹部所見の乏しい腹痛・・・ ★★★

患者 21歳 男性
主訴 心窩部〜臍部の激痛

現病歴
　生来健康な21歳 ペルー人男性．入院2日前より心窩部〜臍部の激痛が出現．受診前日に内科外来受診した．バイタルに問題ないが苦悶様の表情で心窩部〜臍部の疼痛を訴えていた．腹部全体に軽い圧痛あり，筋性防御なし．血算で小球性貧血を認めた．同日，上部消化管内視鏡と腹部CT検査が施行されたが特記すべき所見なし．H₂ blockerを処方され帰宅するも，症状改善せず，翌日再度内科外来受診となった．

既往歴
　特記事項なし

身体所見

> 意識：清明　体温：36.1℃　脈拍：90回/分　血圧：120/60 mmHg　起立性変化なし
> 呼吸回数：20回/分　酸素飽和度：98％（room air）

　腹部全体に軽い圧痛あり，筋性防御なし．
　腹部所見に比して腹の痛がり方が強く，苦悶様表情を呈している．

検査所見
　Hb 11.2 g/dL, Ht 30.9%, MCV 79.4 fl, 血糖 110 mg/dL, Ca 8.6 mg/dL, Alb 4.1 g/dL

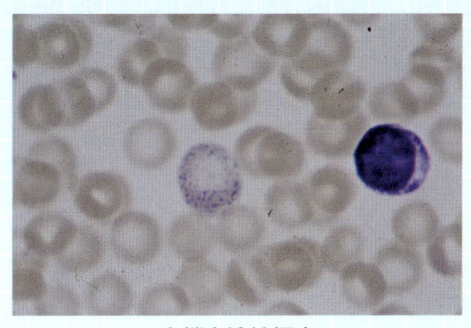

末梢血塗抹標本

①末梢血塗抹標本の所見は？
②追加で必要な病歴と検査は？　③診断は？

解答は186ページ

Answer

CASE 89　唾液の過分泌，下痢，徐脈，縮瞳から cholinergic toxidrome を疑った．中毒症候群（toxidrome）として，患者が呈している所見を把握することがポイントになる．

　Cholinergic toxidrome を呈するのは，有機リン，コリンエステラーゼ阻害薬，コリン作動性薬である．本症例では神経因性膀胱の既往があった．カルテをチェックしたところ，1週間前から排尿障害に対してコリンエステラーゼ阻害薬（ウブレチド®）の内服が開始となっていた．採血で血清コリンエステラーゼ活性を測定すると，12 mg/dL と低下していた．

　症状が落ち着くまで，アトロピン静脈注射を反復することで症状が改善した．

中毒症候群（toxidrome）の比較

中毒症候群	症状	代表的な薬物など
交感神経様作用	高血圧，頻脈，高体温 痙攣，興奮，多汗 瞳孔散大 ＊発汗の有無が抗コリン様作用との違いになる	アンフェタミン，カフェイン，コカイン，エフェドリン，MDMA など
抗コリン様作用	高体温，頻脈 皮膚紅潮，皮膚乾燥 不穏 瞳孔散大	抗コリン薬，抗ヒスタミン薬，三環系抗うつ薬など
コリン様作用	唾液分泌，多汗，流涙，排尿 下痢，嘔吐，気道分泌過多 徐脈，腹痛，筋れん縮 縮瞳 ＊縮瞳と過分泌が特徴	有機リン，コリンエステラーゼ阻害薬，コリン作動性薬など
離脱症状様作用	薬剤で慢性的に交感神経が抑えられている状態から離脱する．そのことによって，交感神経様作用の症状が前面に出てくる．	アルコール，麻薬，ベンゾジアゼピン，バルビタールなどをやめたとき

〔最終診断〕コリンエステラーゼ阻害薬によるコリン作動性クリーゼ

Snap Diagnosis

唾液の過分泌 ＋ 下痢 ＋ 徐脈 ＋ 縮瞳 → cholinergic toxidrome → 有機リン，コリンエステラーゼ阻害薬，コリン作動性薬による中毒症状

（出題：佐藤泰吾）

Answer

CASE 90 腰痛で「夜間安静時痛」「体重減少」といった，いわゆる"low back pain の red flag sign"を認めている．さらに，結核曝露歴があるために結核性脊椎炎（脊椎カリエス）を疑った．また身体所見からは腸腰筋への病変の進展も考えられた．

画像上も写真1，2に示すように結核性脊椎炎（脊椎カリエス）と冷膿瘍が疑われた．その目で胸部単純X線写真を再検討すると，微細粒状影と考えられる陰影が認められた．そこで胸部CT撮影を行ったところ，粟粒結核を疑う陰影が認められた（写真3）．

腸腰筋穿刺で得られた膿瘍（写真4）と喀痰塗抹抗酸菌染色から，抗酸菌染色陽性，結核 PCR 陽性であり，後日結核菌が培養同定されたために診断が確定した．

HIV 抗体検査は陰性であった．

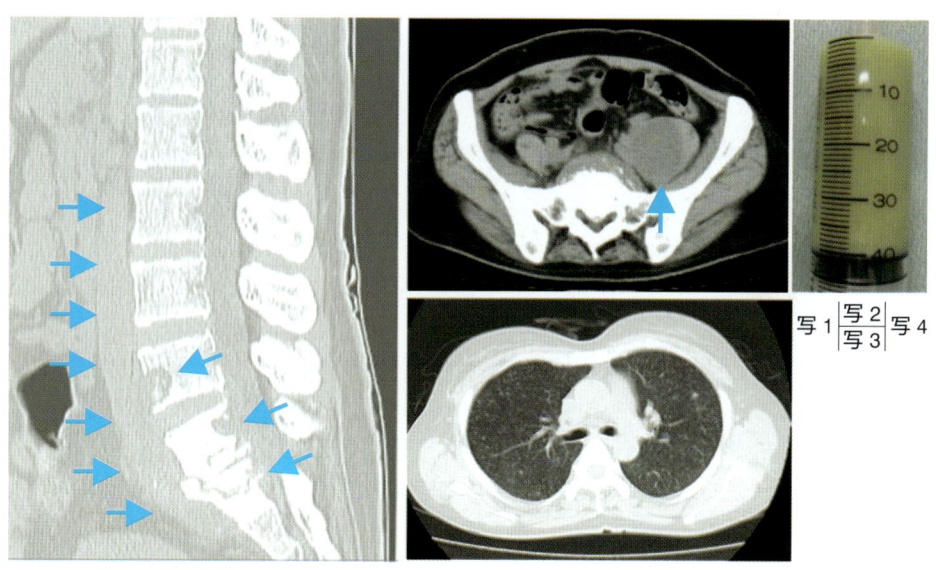

写真1　腰椎 CT：腰椎，仙椎の破壊と腸腰筋内の膿瘍を認める
写真2　腹部 CT：腸腰筋内に膿瘍を認める
写真3　胸部 CT：胸膜に接する部位まで分布する微細粒状影を認める
写真4　腸腰筋内膿瘍穿刺液

〔最終診断〕粟粒結核，結核性脊椎炎（脊椎カリエス），冷膿瘍

Snap Diagnosis

"low back pain の red flag sign" ＋ 結核曝露歴
→ 結核性脊椎炎（脊椎カリエス）

（出題：佐藤泰吾）

Answer

CASE 91 末梢血塗抹標本で好塩基性斑点を認めたため，鉛中毒による鉛疝痛を疑った．問診で職業を聞いたところ，バッテリー解体業に従事しているとのことであった．

後日明らかになった血中鉛濃度は 52.8 μg/dL と高値であった．仕事場から離れることとキレート剤の投与によって症状が改善した．職場の同僚もしばらく後に鉛中毒と診断された．

画像検索が発達した現在においても病歴聴取は重要である．痛みの程度に比して腹部の所見が乏しいときには代謝性疾患による腹痛も考える．糖尿病性ケトアシドーシス，副腎不全，高カルシウム血症などが見落とされやすい疾患である．また鉛中毒，麻薬の禁断症状，急性間欠性ポルフィリア，家族性地中海熱なども診断に行き詰ったときには考慮し，手掛かりとなる病歴や身体所見を積極的に探したい．

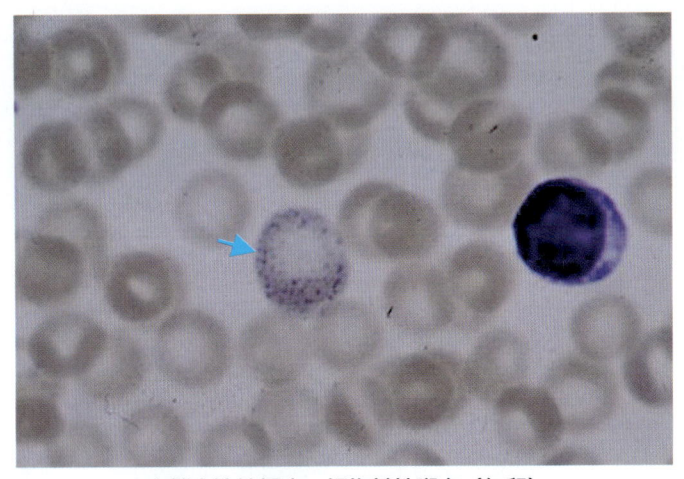

末梢血塗抹標本　好塩基性斑点（矢印）

〔最終診断〕鉛中毒

Snap Diagnosis

痛みに比して腹部の所見に乏しい腹痛 ＋ 貧血 ＋ 末梢血塗抹標本での好塩基性斑点 ＋ バッテリー解体業 → 鉛中毒

（出題：佐藤泰吾）

CASE 92 痛風の既往なのに急性多関節炎・・・ ★★

患者 70歳 男性
主訴 多関節痛

現病歴
　普段のADLに問題はない70歳男性．痛風発作の既往歴が20年前にある．受診1週間前，左肩関節痛が出現した．受診3日前から全身の激しい関節痛が出現し，徐々に増悪した．痛みで動けず，食事もできないため救急車で来院となった．

既往歴 痛風発作，高尿酸血症（未治療）

身体所見
意識：清明　体温：37.9℃　脈拍：88回/分　血圧：130/80 mmHg
呼吸：16回/分

関節炎所見のある関節を以下に示す．
右手指：全MCP関節，示指のPIP関節，示指のDIP関節，母指IP関節
左手指：全MCP関節，全PIP関節，示指と環指のDIP関節，母指IP関節
両側肘関節，両側手関節，両側膝関節，両側足関節

検査
WBC 22,700/μL（好中球84%），CRP 34.7 mg/dL，Cre 1.9 mg/dL，BUN 64.3 mg/dL，UA 11.4 mg/dL

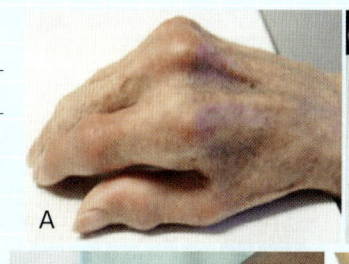

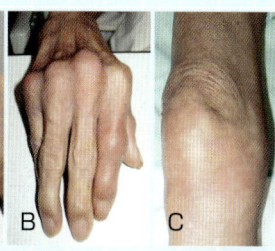

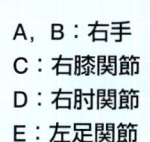

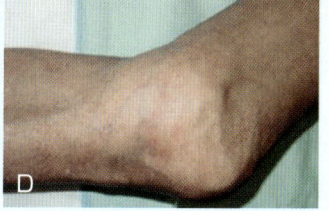

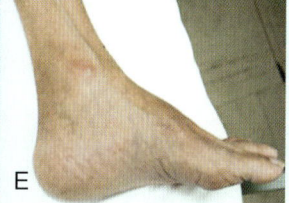

A, B：右手
C：右膝関節
D：右肘関節
E：左足関節

Question
① 次に行う検査は？　② 診断と治療は？

解答は190ページ

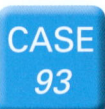

CASE 93 鼻尖部に水疱を認める顔面痛・・・

患者 72歳 女性
主訴 顔面痛

現病歴
受診前日,顔面痛で救急外来を受診している.特記すべき異常がなく,アセトアミノフェン投与で帰宅となっていた.帰宅後も症状軽快せず,翌日内科外来に再受診となった.

既往歴
糖尿病(SU 剤内服中),高血圧(ARB 内服中)

身体所見
意識:清明 体温:37.1℃ 脈拍:98 回/分 血圧:150/85 mmHg
呼吸:16 回/分 酸素飽和度:99%(room air)

顔面以外に,明らかな身体所見上の異常は認めない.

検査所見
WBC 9,800/μL, CRP 1.2 mg/dL, HbA1c 6.8%

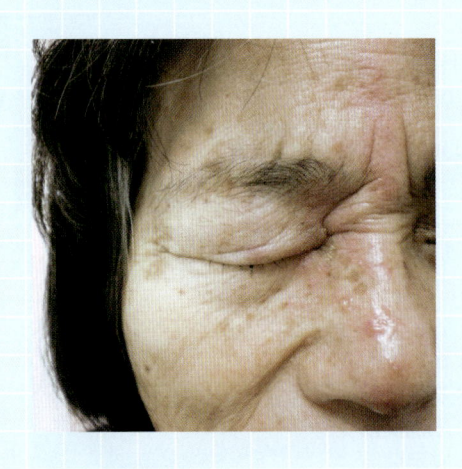

Question
①ここに認められる所見は? ②診断は?

解答は 191 ページ

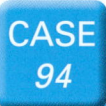

CASE 94 術後の低酸素血症，せん妄，皮疹・・・ ★★

患者 23歳　男性
主訴 低酸素血症と術後せん妄

現病歴
スキー中に転倒し，両側大腿骨骨幹部骨折で入院となっていた．第4病日に予定手術が計画された．手術当日朝から，酸素飽和度やや低下傾向．酸素2L投与で酸素飽和度97%であったが，予定どおり手術となった．術後も酸素化が悪く，リザーバーマスク10Lで酸素飽和度98%であった．「呼吸を止めようとしても，止められない！」「話していても，呼吸してしまう！」「僕をかまってください！　先生はいつ来るんですか，何時何分ですか，あと何分で来るんですか，そんなに待てないよー！」とおかしな言動を繰り返している．

既往歴
なし

身体所見
意識：せん妄状態　体温：36.1℃　脈拍：90回/分　血圧：120/70 mmHg
呼吸：24回/分　酸素飽和度：98%（酸素10L/分リザーバーマスク）

おかしな言動を繰り返している．両側眼瞼結膜と前胸部から上腕に点状出血出現．

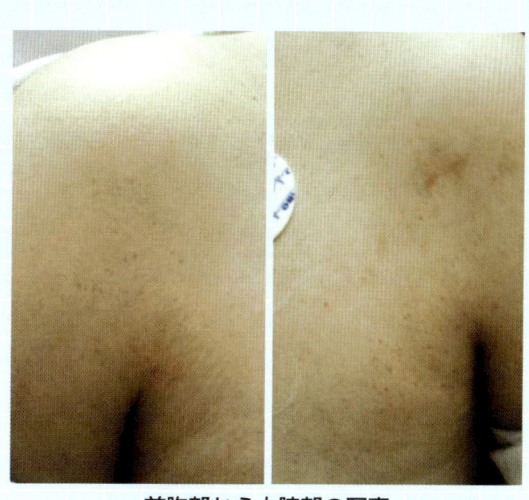

前胸部から上腕部の写真
右肩〜右前胸部　　左肩〜左前胸部

Question
診断は？

解答は192ページ

Answer

CASE 92 診断のために関節穿刺を行った．以下の写真と表に関節液所見を示す．

関節液所見から急性多関節性痛風と診断した．一般的には痛風による関節炎は急性単関節炎を呈する．まれに非典型的な臨床像として急性多関節炎を呈することが知られている．痛風性関節炎の病歴，急性多関節炎の病歴，高尿酸血症の既往，痛風結節の存在，尿路結石の既往などが診断の手掛かりとなるが，関節穿刺によって尿酸結晶を同定することが診断には必要である．

本症例は腎機能が悪かったが十分な補液を行いながら，NSAIDの内服を短期間行うことにより症状が軽快した．腎機能を考えるとステロイド内服も治療の選択肢であったかもしれない．

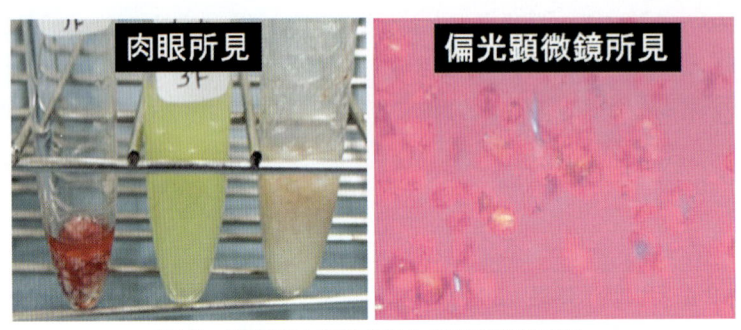

写真　関節液の肉眼所見と偏光顕微鏡所見
関節液は，左から左足関節，右膝関節，右肘関節．

関節液の所見

	WBC（/mm^3）	尿酸結晶	グラム染色	抗酸菌染色	培養
左足関節	15,200〔neu 95%〕	＋	－	－	－
右膝関節	51,800〔neu 99%〕	＋	－	－	－
右肘関節	34,800〔neu 100%〕	＋	－	－	－

〔最終診断〕急性多関節性痛風

Snap Diagnosis

痛風性関節炎と高尿酸血症の既往　＋　急性多関節炎
→　急性多関節性痛風

（出題：佐藤泰吾）

Answer

CASE 93　鼻尖部に水疱形成を認める．これは Hutchinson's sign であり，三叉神経第 1 枝領域の帯状疱疹を示唆する．三叉神経第 1 枝領域の帯状疱疹は角膜障害を生じることがあり，注意が必要である．翌日の所見を見てみると水疱が拡大し右三叉神経第 1 枝領域の帯状疱疹であることが明らかになった．

　症状と皮疹から帯状疱疹を疑い，早期に治療を行うことは，帯状疱疹後神経痛を防ぐためにも重要なことである．写真 2，3 でも他の帯状疱疹の初期像を提示する．

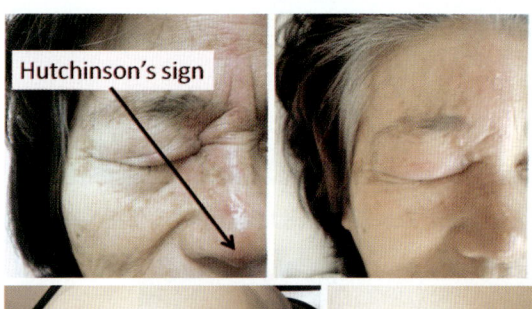

写真 1
左：2 回目来院時所見
右：翌日の所見

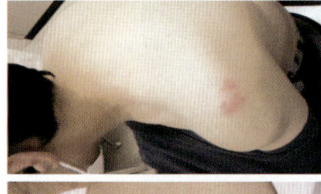

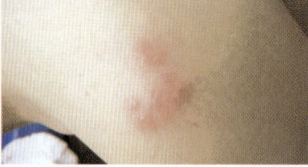

写真 2
左：左肩
右：左肩拡大
25 歳男性．受診前日からの左肩痛で受診．帯状疱疹と診断．

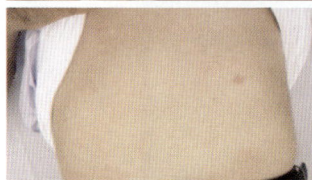

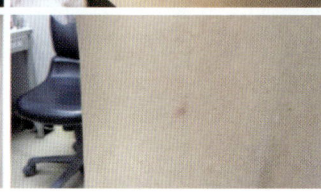

写真 3
左：腹部
右：背部
60 歳男性．3 日前からの左側腹部痛で受診．帯状疱疹と診断．

〔最終診断〕帯状疱疹（三叉神経第 1 枝領域）

Snap Diagnosis

鼻尖部の水疱形成（Hutchinson's sign）→ 三叉神経第 1 枝領域の帯状疱疹

（出題：佐藤泰吾）

Answer

CASE 94 外傷後の脂肪塞栓症候群である．外傷後 24〜72 時間後に生じることが多い．主に，大腿骨，骨盤骨折などに伴って生じる．他にも膵炎後，ステロイド治療後などでも生じる．

古典的 3 徴候は「低酸素血症」「神経学的異常」「点状出血を伴う皮疹」である．多くの症例では胸部 X 線検査は正常である．

組織への直接的な脂肪滴侵入と，カイロミクロンや infused lipids から生じた毒性のある介在物質によって脂肪塞栓症候群は生じると考えられている．骨折の保存療法よりも手術的介入を行った場合発症のリスクが低い．生じてしまった場合は supportive care が主な治療となる．

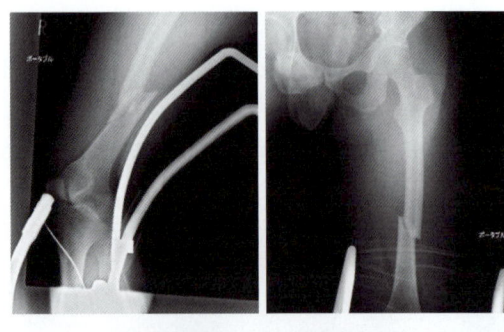

来院時の両側大腿骨骨幹部骨折

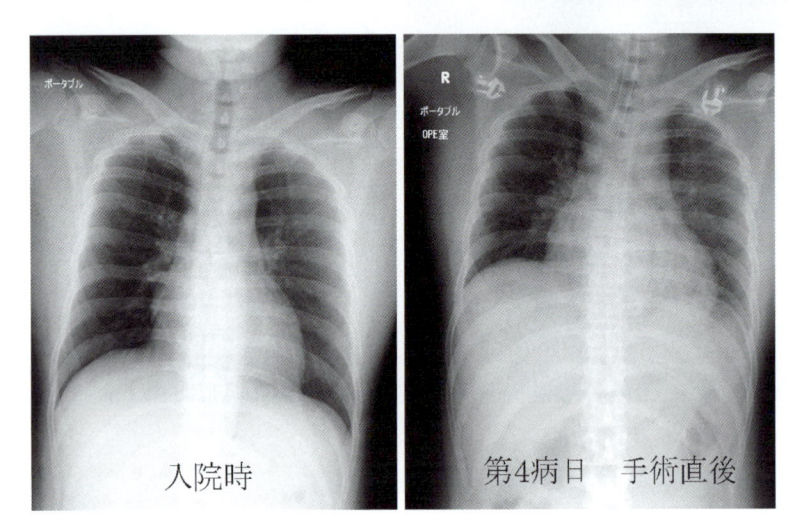

入院時と手術後の X 線写真比較
術後には両側末梢部，左肺底部にスリガラス影が認められる

〔最終診断〕脂肪塞栓症候群

Snap Diagnosis

骨折後 24〜72 時間の低酸素血症 ＋ 神経学的異常 ＋ 点状出血を伴う皮疹 → 脂肪塞栓症候群

（出題：佐藤泰吾）

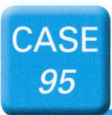

CASE 95 1カ月前から体の痛み・・・

患者 82歳 女性
主訴 発熱，両上肢〜肩の痛み

現病歴
1カ月前から両腕・肩/後頸部に痛みやこわばりが出現した．最近，両上肢が全く挙上できなくなったため近医（整形外科）を受診し，頸椎MRI検査にて頸椎症と診断された．血液検査でCRP高値（11.3 mg/dL）であったため当科へ紹介された．

既往歴
乳癌手術（60歳），高血圧（内服治療中）

身体所見

意識：清明 体温：36.8℃ 脈拍：88回/分
血圧：134/72 mmHg 呼吸：12回/分

頸部リンパ節腫脹（−），項部硬直（−）
肺野：呼吸音清，心音：収縮期雑音（以前から2RSBにあり）
腹部：平坦かつ軟 圧痛（−）
四肢：浮腫（−）

検査所見

WBC 10,700/μL，Hb 9.4 g/dL，Plt 55.7万/μL，Alb 2.95 g/dL，CRP 13.5 mg/dL，血沈 40.5 mm/h，C3 183 U/L，C4 13.5 U/L，フェリチン 235 ng/dL

Question
最も疑わしい診断は？

解答は196ページ

CASE 96 何も答えない患者・・・ ★★★

患者　70歳代？　男性
主訴　無銭飲食をした

現病歴
　70歳代と見てとれる身元不明男性．無銭飲食をしたとのことで警察に保護された．どうも様子がおかしいために警察から病院へ紹介となった．既往歴など含めいっさい情報なし．質問に答えてくれず，会話できない．警察も身元すらわからずに困っている．

既往歴
　内服薬など含めて一切の情報なし

身体所見

意識：清明で穏やか　体温：36.2℃　脈拍：60回/分　血圧：130/80 mmHg
呼吸：16回/分　酸素飽和度：99%（room air）

　一般身体所見：明らかな異常なし
　神経所見：指示が入らずに十分に所見を取れない
　　　　　　失語があるのか，全く話さない
　　　　　　静かににこにこと座っており，落ち着いた様子
　　　　　　ただし，病室で喫煙してしまい看護師が困っている

検査
　頭部CT：左側頭葉に低吸収域あり，一部頭蓋内にairも認められ，前額洞と交通している

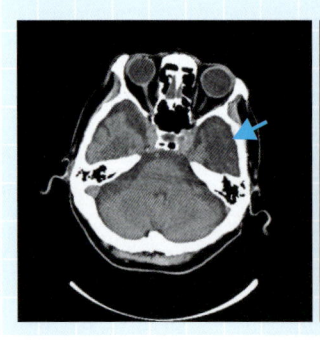

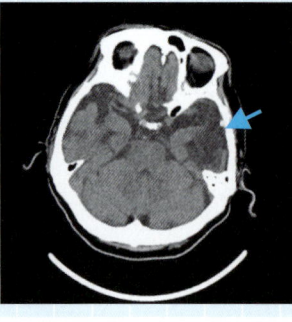

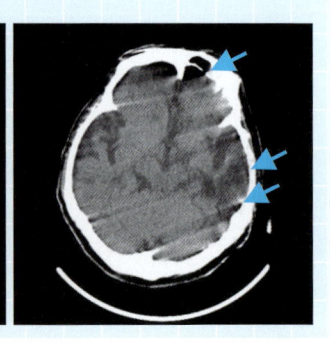

担当研修医が「名前を聞いても答えてくれない，身元もわからず困っています．頭部CTだけとってみました．」と相談に来ました．どうしましょう？

解答は197ページ

CASE 97　肺炎軽快後に頸部が後屈・・・　★★

患者 95歳　女性
主訴 頸部後屈

現病歴
　肺炎，低体温，せん妄で入院中．入院時，左前腕に汚染創を認めたために生食洗浄と破傷風トキソイド接種で対応した．抗菌薬使用にて肺炎は軽快傾向にあった．第4病日夜間から患者の状態が悪化した．そのときの看護師記録は次のとおり．「21時過ぎに大きな声を出したが聞き取れない．」「体位変換や体に触れるだけでも，部位不明だが痛みを強く訴える．」「頸部がかなり後屈しており，枕を入れるも痛みあり．」第5病日早朝に主治医がコールを受けて，病棟に駆けつけた．

既往歴
　変形性膝関節炎，腰椎圧迫骨折

身体所見

意識：やや不穏状態である　体温：37.3℃　脈拍：110回/分
血圧：180/95 mmHg　呼吸：24回/分　酸素飽和度：93%（酸素1 L/分　経鼻）

開口障害を認め，言語が不明瞭

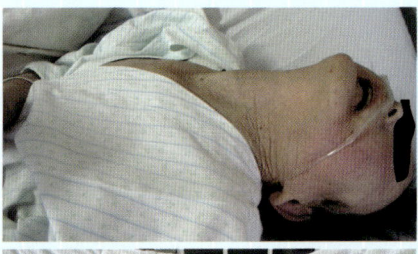

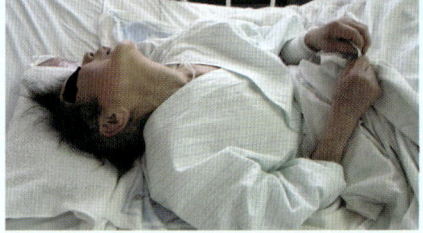

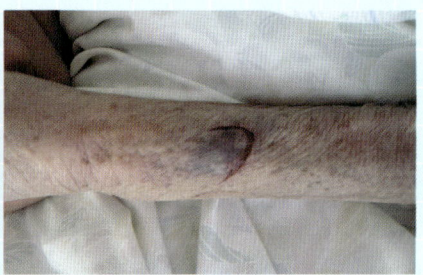

頸部後屈の状態と左前腕の創部の様子

Question
①診断は？　②この症例での問題点は何か？

解答は198ページ

Answer

CASE 95 体幹〜四肢近位部の筋肉の痛みやこわばりが主症状である．症状は，比較的急性に始まることが多いが，治療しなければ，長く（数カ月以上）続く．後頸部〜肩の凝りという表現をされることもある．高齢者に好発する．CRP 陽性，血沈の亢進など炎症反応がみられるが，自己抗体は原則として陰性である．NSAIDs にある程度反応することはあるが，通常痛みのコントロールは十分ではなく，低用量ステロイドが著効する．当症例でも前医で NSAIDs が投与されていたが効果がなく，プレドニゾロン 15 mg/日を開始したところ，翌日には痛みが改善し，1週間後の外来時には症状はまったく消失していた．プレドニゾロンを漸減し，痛みが再発しないことを確認して終診とした．

リウマチ性多発筋痛症の診断基準（Bird）

1．両側の肩に痛みとこわばりがある
2．発病から 2 週間以内に症状が完成する
3．朝のこわばり（頸部，肩甲帯，腰帯）が 1 時間以上続く
4．赤沈が 40 mm/時以上に促進する
5．65 歳以上に発病する
6．うつ状態ないしは体重減少がある
7．両側上腕の圧痛

・3 項目以上を満たせば PMR と診断（感度 92％，特異度 80％）
・PMR に特異的な所見はない．除外診断が必要で，この基準だけでは診断確定はできない．診断をさらに確実にするためにステロイド剤による治療的診断が有用である．

〔最終診断〕リウマチ性多発筋痛症　polymyalgia rheumatica

Snap Diagnosis

両腕・肩/後頸部に痛みとこわばり ＋ ＞65 歳 ＋ 赤沈＞40 mm/時
→ リウマチ性多発筋痛症

（出題：横江正道・野口善令）

Answer

CASE 96 担当研修医から，相談を受けた指導医は「名前を書いてください」と患者に尋ねた．すると，患者はすらすらと自分の名前を紙に書き出した．「○△□○」と名前が明らかになった．ただしどこから来たか，なぜここにいるのかについては何も書いてはくれなかった．自発的書字は以下のような経路で行われる．

左角回 ⇨ 弓状束 ⇨ 左中前頭回の書字中枢（Echsner's center）⇨ 左運動皮質を介し右手で書く

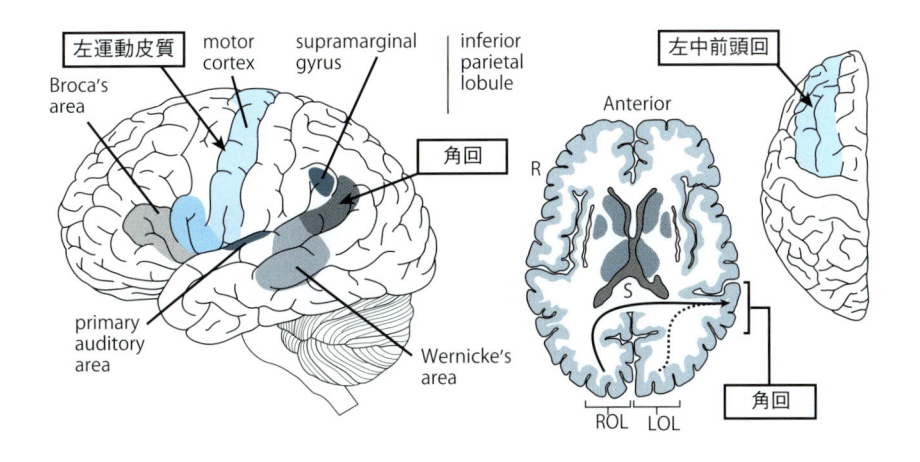

この症例では何らかの脳損傷により，運動性失語は認めたものの，自発的書字の経路は一部保たれていると考えられた．

相談をしてきた研修医が，「名前をググッてみましょう」と「○△□○」という名前使って，グーグル検索を行ったところ，なんと目の前にいる本人の写真が出てきた．衣装までほぼ同じであった．グーグル検索で，患者がある業界の有名人であることと，本人の身元がわかったため，家族に連絡を取ることができた．家族の話によると，40歳代の頃に，泥酔し頭部外傷を負って以来，記憶障害と失語を認めており，出かけて行っては帰って来られなくなることを繰り返しているとのことだった．

〔最終診断〕頭部外傷後高次脳機能障害

Snap Diagnosis

とりあえず撮影した頭部 CT ＋ 書字言語が可能（＋Google 検索？）
→ 頭部外傷後高次脳機能障害

（出題：佐藤泰吾）

Answer

CASE 97 臨床状況と身体所見から破傷風と診断した．
ICU で暗所安静管理を行いながらテタノブリン IH® 3,000 単位点滴静注と PCG 1,200 万単位/日の 10 日間投与を行った．また，あらためて左前腕部の壊死組織を除去した．第 6 病日を症状の極期として，第 11 病日にはほぼ元どおりの全身状態に回復した．

1968 年以降の出生者には破傷風トキソイドが定期接種として 3 回以上接種されている．逆に言えば 1968 年以前の出生者は，特別な機会がなければ破傷風トキソイドが接種されていない可能性が高い．

今回の症例も今までに破傷風トキソイドは接種されていなかった．入院時汚染創を認めた段階で，破傷風トキソイドのブースター接種では不十分であったと考えられる．テタノブリン投与を破傷風予防のために使用しなかったことが本症例の問題点である．

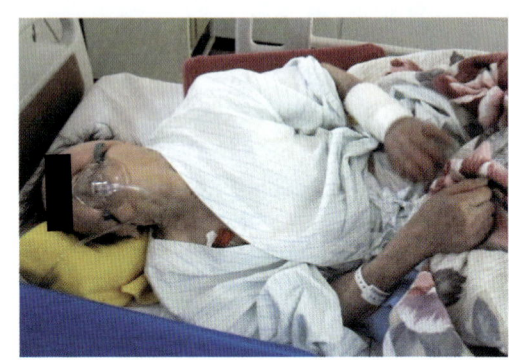

第 6 病日

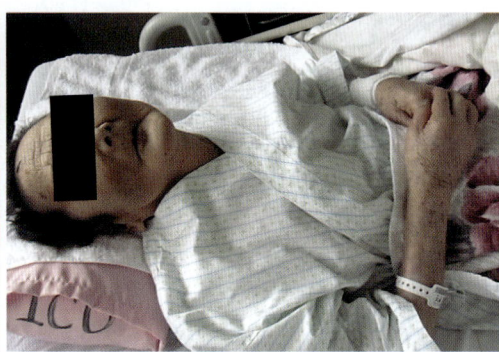

第 8 病日

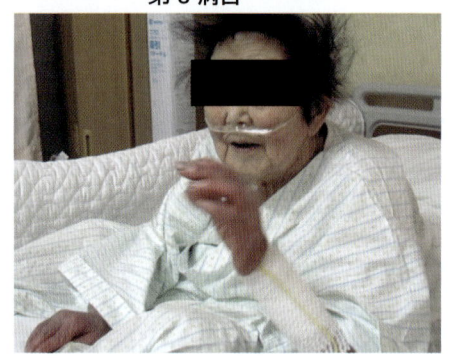

第 11 病日

〔最終診断〕破傷風

Snap Diagnosis

破傷風予防が十分でない汚染創 ＋ 頸部後屈 ＋ 開口障害 → 破傷風

（出題：佐藤泰吾）

CASE 98 咽頭痛から開口障害，嚥下障害に進行・・・

患者 70歳 男性
主訴 咽頭痛

現病歴
受診6日前までは健康であった．受診5日前から咽頭痛が出現し，徐々に悪化してきた．開口障害や嚥下時痛を認め，食事がとれなくなったために救急外来受診となった．

既往歴
特記すべきものなし

身体所見
意識：清明　体温：38.8℃　脈拍：110回/分　血圧：130/75 mmHg
呼吸：20回/分　酸素飽和度：98%（room air）

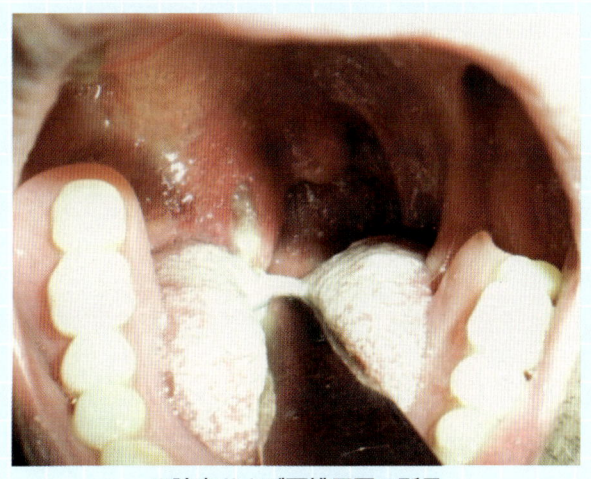

口腔内および扁桃周囲の所見

検査所見
白血球 16,800/μL，CRP 21.1 mg/dL

①診断は？　②開口障害を生じる解剖学的背景は？

解答は201ページ

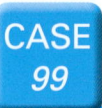

CASE 99 服に引火・・・ ★★

患者 76歳 男性
主訴 服に火がついた

現病歴
午後2時頃，溶接作業中に衣類の背中に引火した．1人で作業をしていたため，すぐに服が脱げず，衣類の半分ほどが焼けてしまった．自分で家族に連絡し救急要請をした．

既往歴
糖尿病

身体所見
意識：清明　体温：36.8℃　脈拍 84回/分
血圧：166/80 mmHg　酸素飽和度：98%（room air）

背部を中心に衣類のすすが付いていた．左腰部は皮膚が白く，痛みを感じていない．

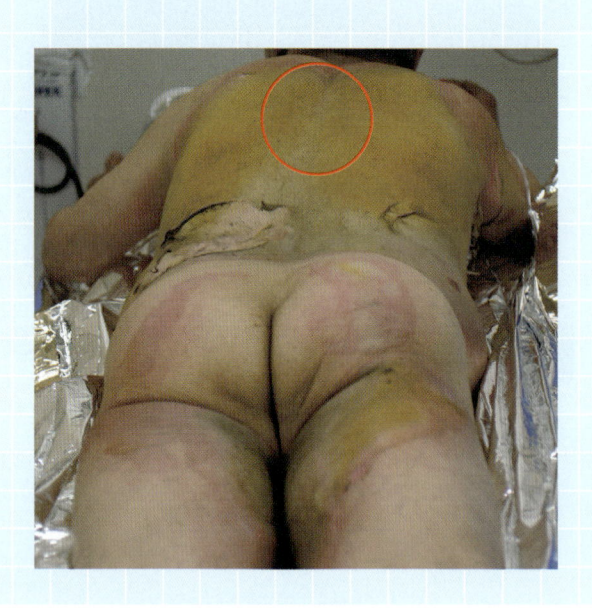

Question
①赤丸で囲まれた部位の熱傷重症度は何度？　②必要な処置は？

解答は202ページ

Answer

CASE 98　右側の扁桃周囲膿瘍である．口腔内および扁桃周囲の所見で，口蓋垂の左側偏位と扁桃周囲の腫脹，一部膿瘍が自壊したことによる自然排膿が認められる．口腔内の常在菌群が起因菌であるため，ABPC/SBT の投与を行った．治療においてはドレナージが必須であるが，本症例では膿瘍が自壊して自然排膿した．注意すべき点は開口障害の存在である．

　開口障害は lateral pharyngeal space への感染拡大を示唆する．lateral pharyngeal space への感染が拡大すると内側翼突筋への炎症波及により開口障害が生じる．lateral pharyngeal space は解剖学的な hub であり，頸部のさまざまなスペースと交通している．したがって開口障害を呈しているときは，画像検索（造影 CT）を行い，周囲に感染が波及していないかどうかを検討する．本症例では周囲への感染波及を認めなかった．

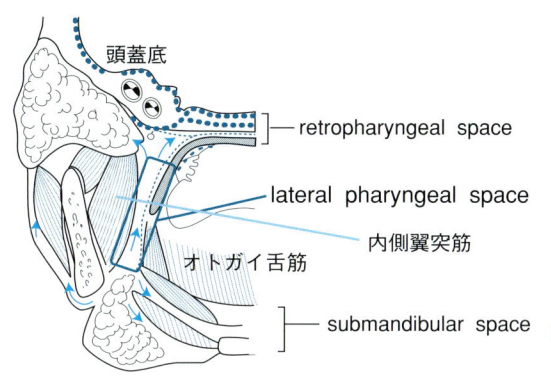

lateral pharyngeal space と内側翼突筋
（Infect Dis Clin North Am 21：557, 2007 より改変）

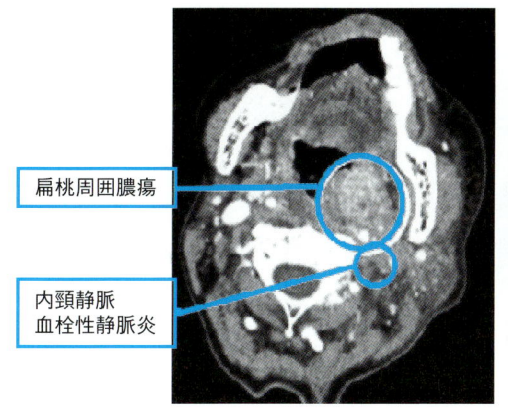

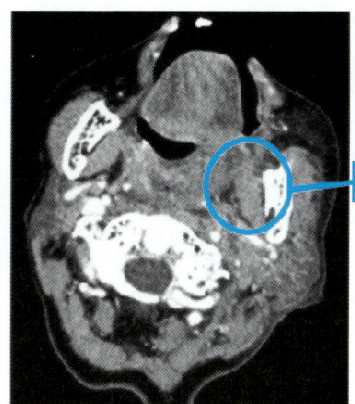

別症例（72 歳女性）．左扁桃周囲膿瘍から内頸静脈感染性血栓性静脈炎を呈した症例
来院時から開口障害を認めていた．

〔最終診断〕扁桃周囲膿瘍

Snap Diagnosis

咽頭痛 ＋ 口蓋垂の偏位 ＋ 扁桃周囲の腫脹 ＋ 開口障害
→ 扁桃周囲膿瘍

（出題：佐藤泰吾）

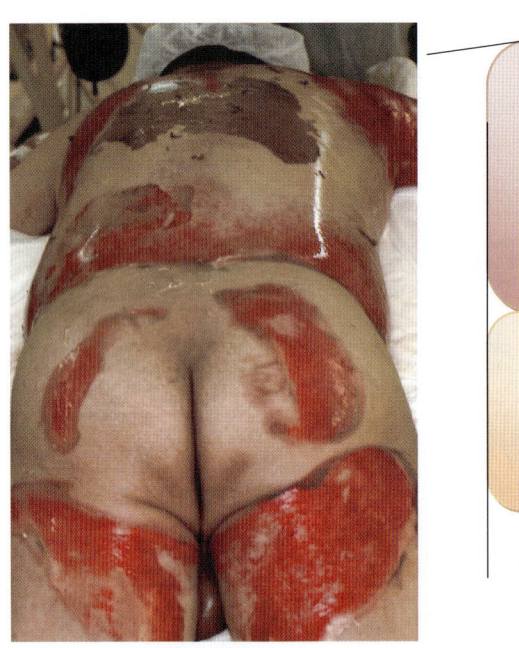

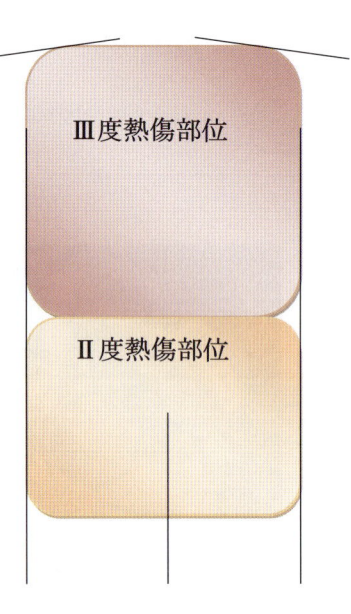

CASE 99 赤丸で囲まれていた部位は白くつやつやした感じで，その部位に疼痛はなく針で穿刺しても出血しない．これは見た目にはきれいで熱傷などないように見えても，実は皮膚全層が壊死しているⅢ度熱傷を意味する．翌日，上背部を中心に黒色壊死が著明となり，背部全体の植皮術が施行されている．

【翌日の写真】

Ⅲ度熱傷部位

Ⅱ度熱傷部位

熱傷の深度と面積を評価する

古い分類	新しい分類	主症状	痛み	瘢痕形成	
Ⅰ度	表皮熱傷	発赤	＋	−	発赤と熱感，ヒリヒリとした痛み．普通1～2週間以内に治癒．ときに一時的な色素沈着を残すこともある．
Ⅱ度	真皮浅層熱傷	発赤・水疱	＋	−	痛み・熱感が強い．多くは約3週間で治癒．色素沈着や脱水をきたすことが多い．
	真皮深層熱傷	びらん・潰瘍	＋～±	＋	発火の一部が白っぽく見える．痛みや知覚はむしろ鈍麻する．3週間から1カ月で治癒．
Ⅲ度	皮下熱傷	潰瘍・壊死	±～−	＋	表面は白っぽく乾燥．知覚消失．黒褐色の焼痂で覆われていることもある．著しい瘢痕を形成する．

初期の熱傷深度の評価は，必ずしも正確でないことがある（例：初診時の評価でⅡ度と評価したものが後日，Ⅲ度と判明することもある）ので必ず後日の評価を指示すること．

（ERの哲人：169，2006より引用）

〔最終診断〕Ⅲ度の熱傷　third degree burns

- Burn index：BI＝Ⅲ度熱傷面積（％）＋1/2×Ⅱ度熱傷面積（％）
    10～15：重症，30以上は死亡率が約50％
- 熱傷予後指数 Prognostic burn index：PBI＝BI＋年齢
    80～100：重症熱傷，120以上は致命的熱傷

Snap Diagnosis

白くきれいに見えても，痛みがなく穿刺しても出血しない熱傷
→ Ⅲ度熱傷

（出題：山本真嗣・太田　凡）

ダ・ヴィンチのカルテ
―Snap Diagnosis を鍛える 99 症例

2012 年 1 月 31 日	第 1 版第 1 刷
2015 年 9 月 20 日	第 1 版第 4 刷Ⓒ

編 著 者　山中克郎・佐藤泰吾
発 行 人　三輪　敏
発 行 所　株式会社シービーアール
　　　　　東京都文京区本郷 2-3-15　〒113-0033
　　　　　☎(03)5840-7561（代）Fax(03)3816-5630
　　　　　E-mail／info@cbr-pub.com
　　　　　ISBN 978-4-902470-77-2　C3047
　　　　　定価は裏表紙に表示
イラスト　中野朋彦・酒井はる
印刷製本　三報社印刷株式会社
　　　　　Ⓒ Katsuo Yamanaka・Taigo Sato 2012

本書の内容の無断複写・複製・転載は，著作権・出版権の侵害となることがありますのでご注意ください．

JCOPY ＜(社)出版者著作権管理機構 委託出版物＞

本書の無断複製は著作権法上での例外を除き禁じられています．複製される場合は，そのつど事前に，(社)出版者著作権管理機構（電話 03-3513-6969, FAX 03-3513-6979, e-mail: info@jcopy.or.jp）の許諾を得てください．